W0471993

W.-U. Boeckh-Behrens | W. Buskies

SUPERTRAINER RÜCKEN

Herausgegeben von Bernd Gottwald

Mit Fotos von Patrick Beier und Horst Lichte

NIKOL
VERLAG

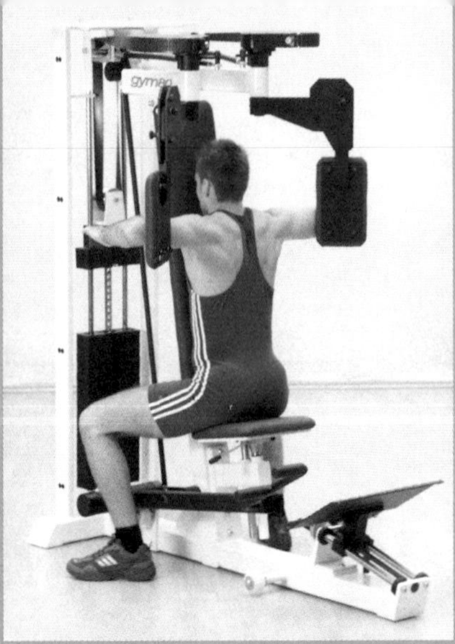

5. Auflage

Genehmigte Lizenzausgabe für
Nikol Verlagsgesellschaft mbH & Co. KG
Hamburg, 2013

Originaltitel: SUPERTRAINER RÜCKEN
von Wend-Uwe Boeckh-Behrens und Wolfgang Buskies

Copyright © 2004 by Rowohlt Taschenbuch Verlag GmbH,
Reinbek bei Hamburg

Alle Rechte, auch das der fotomechanischen Wiedergabe
(einschließlich Fotokopie) oder der Speicherung auf
elektronischen Systemen, vorbehalten.
All rights reserved.

Titelabbildung: plainpicture | OJO
Covergestaltung: André Nikol, Hamburg
Redaktion: Thorsten Krause
Illustrationen: Stefanie Kleinschmidt
Druck: Finidr s.r.o.
Printed in the Czech Republic

ISBN 978-3-86820-100-0

www.nikol-verlag.de

Inhalt

Einleitung

Das neue Training für den Rücken

Die Volkskrankheit Rückenbeschwerden betrifft uns alle – bereits bei Kindern und Jugendlichen sind Haltungsschwächen an der Tagesordnung, die Mehrzahl der Erwachsenen kennt Rückenschmerzen aus eigener Erfahrung. Weil nur 20 Prozent der Menschen in unserer Gesellschaft zeitlebens davon verschont bleiben, suchen wir ein Mittel, das alles kann: Kreuzschmerzen vorbeugen, sie lindern oder besser noch vollständig heilen, den Rücken stärken, um Haltung zu bewahren (im wahrsten Sinne des Wortes), ihn leistungsfähig machen für Sport und Alltag und gleichzeitig die Figur attraktiv formen. Ein Wunschtraum? Keineswegs: Training hilft. Es ist kostenlos, hoch wirksam und hat – bei fachgerechter Anwendung – nur positive Nebenwirkungen. Dieses Buch zeigt Ihnen, wie Sie rückenfeindliches Alltagsverhalten, psychische Überforderung und mangelnde Entspannungsfähigkeit wirkungsvoll bekämpfen und Beschwerdefreiheit und Leistungsfähigkeit erreichen. Mit dem «Supertrainer Rücken» können Sie optimal, ohne Umwege trainieren und ein Leben ohne Rückenbeschwerden genießen.

Hoch effektiv: Aus der Wissenschaft für die Praxis

Vorschläge für das Rückentraining und die Reduzierung von Rückenbeschwerden gibt es wie Sand am Meer. Die meisten haben keinen zufrieden stellenden Erfolg – vor allem aus zwei Gründen: 1. «Es gibt nichts Gutes, außer man tut es» – an diesem Motto führt kein Weg vorbei. Ohne persönlichen Einsatz geht es nicht, auch wenn einige Programme diesen Eindruck erwecken mögen. 2. Die Suche nach dem richtigen Weg – viele Übungsvorschläge beruhen auf Vermutungen, sich zum Teil widersprechenden Erfahrungen und Konzepten sowie unbewiesenen Behauptungen. Den Königsweg kannte bisher niemand.

Das Rätsel der effektivsten Übungen für die Muskulatur wurde am Institut für Sportwissenschaft der Universität Bayreuth gelöst. Mit Hilfe elektromyographischer Messungen (s. S. 28 f.) konnten wir die unterschiedliche Intensität und Effektivität aller Kraftübungen für eine Muskelgruppe vergleichen und hoch effektive Trainingsprogramme erstellen. Erstmalig haben wir für die gesamte Rückenmuskulatur, den Rückenstrecker im Bereich der Halswirbelsäule, der Brustwirbelsäule, der Lendenwirbelsäule sowie für die drei Anteile des Trapezmuskels und den Breiten Rückenmuskel gesonderte Übungsranglisten erstellt. Auf der Basis dieser Erkenntnisse stellen wir Ihnen hier die besten komplexen Übungen vor, die, in Programmform zusammengefasst, außerordentlich wirkungsvolle Rückenprogramme von jeweils nur 15 Minuten Trainingsdauer ergeben.

Die acht Übungsranglisten für die wichtigsten Rückenmuskeln, detaillierte Übungsausführungen und -bewertungen sowie die daraus abgeleiteten Top-Programme bilden den Schwerpunkt dieses Buches.

Unverzichtbar: Für Rückengeplagte, Sportler und Lehrende

Der «Supertrainer Rücken» unterscheidet sich von den bisherigen Hilfen gegen Rückenbeschwerden. Er liefert neue, wissenschaftlich abgesicherte Aussagen, die in ein zeitsparendes, optimales Rückentraining umgesetzt sind. Die effektivsten Komplexübungen und kurze Trainingsprogramme können vielen von Kreuzschmerzen geplagten Menschen wirkungsvoll Linderung verschaffen. Sportler verbessern die Belastbarkeit der Schwachstelle Rücken und ihre sportliche Leistungsfähigkeit. Menschen mit knappem Zeitbudget und viele Personen mit Beschwerden können mit Hilfe weniger wirksamer Komplexübungen und mit geringem Zeitaufwand wieder sagen: «Meinen Rücken habe ich im Griff, Rückenbeschwerden sind für mich kein Thema!» Rückenschulleiter, Trainer, Übungsleiter, Fitness- und Aerobic-Instruktoren, Sportlehrer, Studierende, Physiotherapeuten und Ärzte finden im «Supertrainer Rücken» einen reichen Übungsschatz mit innovativen Übungen, deren Intensität und Effizienz wissenschaftlich nachgewiesen wurde. Der neueste Kenntnisstand zum Thema Rückentraining gibt Ihnen wichtige Anregungen für Ihren Beruf sowie für die Aus- und Fortbildung.

Viel Spaß und Erfolg beim «kreuzfidelen» Training wünschen Ihnen

Wend-Uwe Boeckh-Behrens
und Wolfgang Buskies

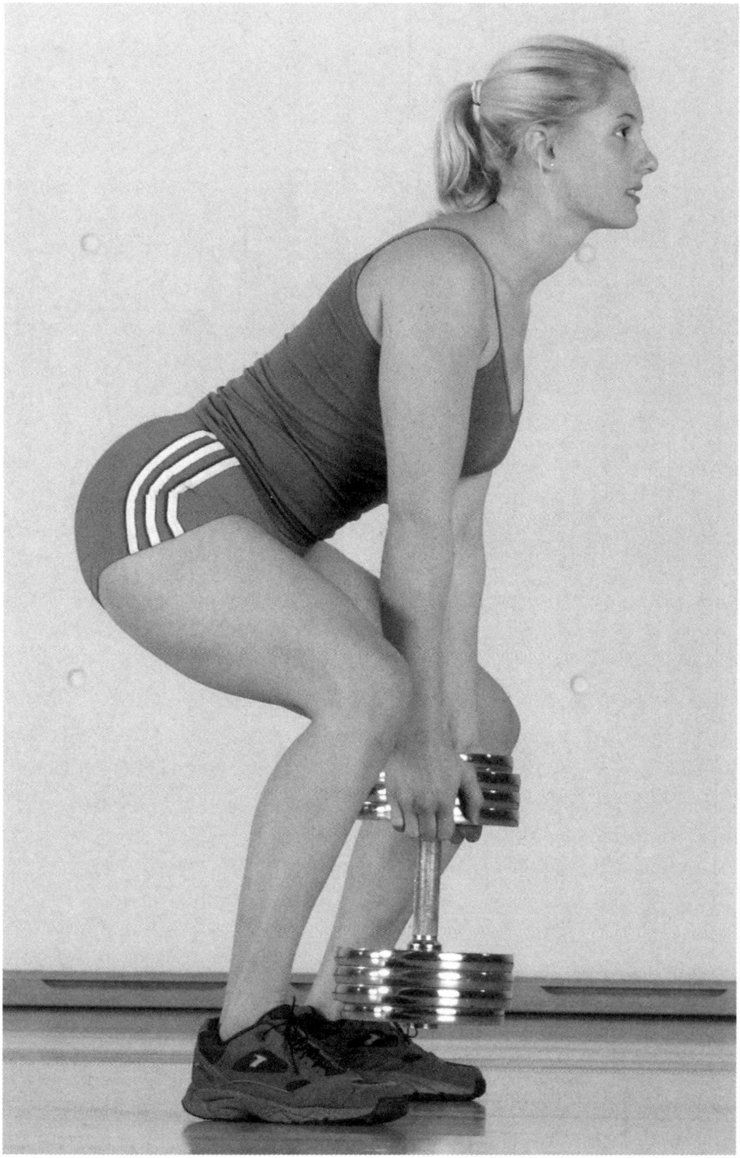

Haltung und Funktion

Effekte des Rückentrainings

Warum sind Rückenbeschwerden zum ständigen Begleiter so vieler Menschen geworden? Die Wirbelsäule ist aufgrund der menschlichen Entwicklung vom Vier- zum Zweibeiner (aufrechter Gang) zur zentralen Schwachstelle des Bewegungsapparates geworden. Durch die Aufrichtung hat die Wirbelsäule zwei Unterstützungspunkte verloren und muss nun mit Hilfe der Muskulatur wie ein beweglicher Stab in der Senkrechten ausbalanciert werden. Da sich der Mensch heute zudem entgegen seiner Natur weitgehend zum Sitzwesen ohne nennenswerte körperliche Beanspruchung entwickelt hat, fehlen adäquate Reize für die die Wirbelsäule stabilisierende und schützende Muskulatur. Die Bauch- und Rückenmuskulatur ist vielfach zu schwach, andere Muskeln, wie z. B. die Hüftbeuger, werden aufgrund ihrer Dauerverkürzung (z. B. durch ständiges Sitzen) unelastisch. Der Bewegungsapparat ist – wie der Name schon sagt – auf Bewegung ausgerichtet.

Jede einzelne Struktur, ob Muskeln, Bänder, Sehnen, Knochen, Bandscheiben etc., benötigt zur Erhaltung ihrer Leistungsfähigkeit regelmäßige mechanische Belastungsreize. Bleiben diese Reize aus, kommt es zu Abbauprozessen, Verschleißerscheinungen, frühzeitigen Schädigungen und einer reduzierten Belastungsfähigkeit im Alltag und Sport. Eine Wirbelsäule ist so gut oder so schlecht wie die sie haltende Muskulatur.

Der Tagesablauf eines Durchschnittsbürgers

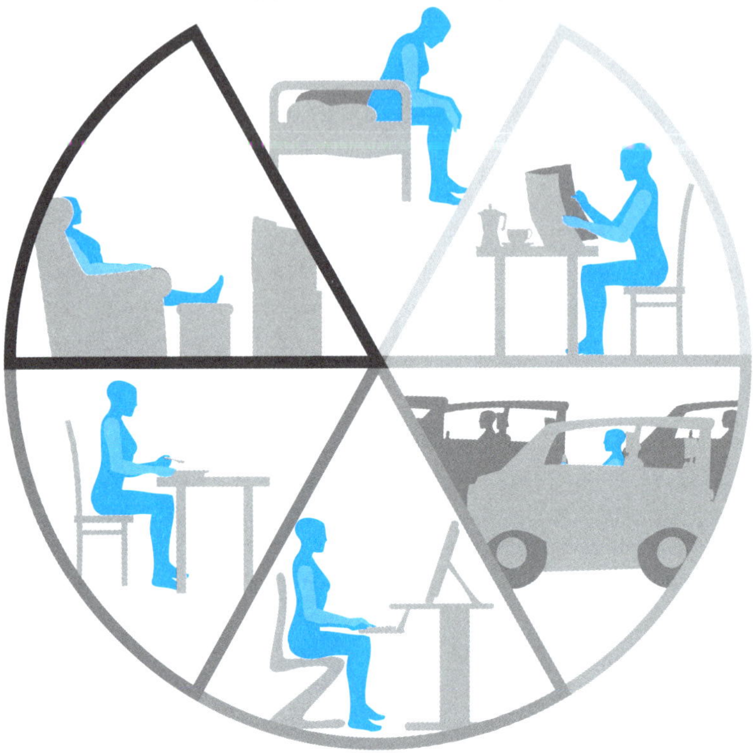

Präventive Ziele regelmäßigen Rückentrainings

- Vorbeugung von Rückenbeschwerden (z. B. Bandscheibenvorfälle und weitere Wirbelsäulenerkrankungen)
- Vorbeugung gegen Osteoporose
- Vorbeugung gegen altersbedingten Haltungsverfall und erhöhte Wirbelsäulenbelastung infolge altersbedingter Körpergewichtszunahme in Verbindung mit abnehmender Muskelkraft
- Kräftigung der Muskulatur und Verbesserung der Beweglichkeit
- Reduzierung der Wirbelsäulenbelastung bei Arbeit, Sport und Freizeit
- Verbesserung der Leistungsfähigkeit und Belastungsverträglichkeit beim Sport
- Verringerung der Verletzungsgefahr auch bei wirbelsäulenbelastenden Sportarten
- Gefahrlose Durchführung einer größeren Anzahl an Sportarten (z. B. Tennis, Golf etc.)
- Zugang zu einem sportlichen Lebensstil

Rehabilitative Ziele regelmäßigen Rückentrainings

- Linderung von Rückenbeschwerden bzw. Erreichen von Schmerzfreiheit
- Reduzierung von Medikamenteneinnahme, Arztbesuchen, physikalischen Behandlungen
- Ausgleich muskulärer Dysbalancen und Wiederherstellung eines belastungsfähigen Bewegungsapparates
- Verbesserung des Selbstbewusstseins durch die Erweiterung von Bewegungsmöglichkeiten und Tätigkeitsbereichen
- Verbesserung der Lebensqualität

Die Wirbelsäule

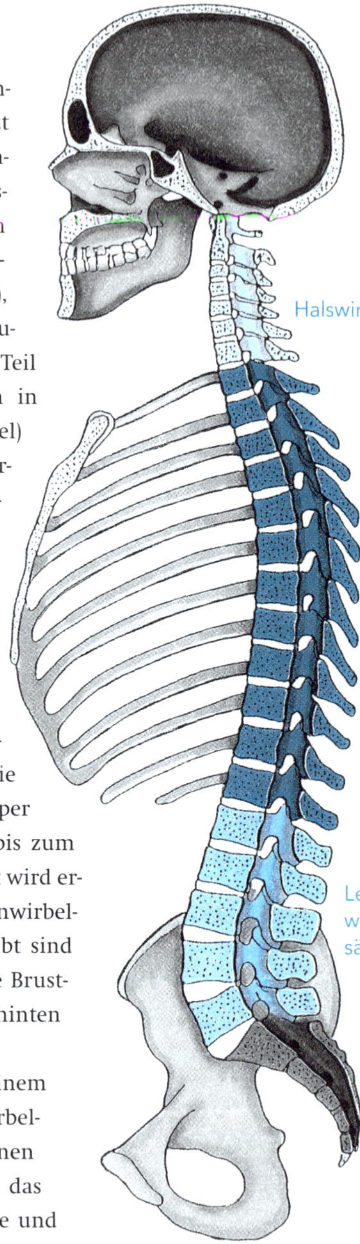

Die Wirbelsäule bildet die zentrale Achse des Körpers. Sie setzt sich aus zahlreichen gegeneinander beweglichen Funktionseinheiten zusammen, zu denen die einzelnen Wirbel, Zwischenwirbelscheiben (Bandscheiben), Bänder, Sehnen und die Muskulatur gehören. Der bewegliche Teil der Wirbelsäule gliedert sich in Hals- (7 Wirbel), Brust- (12 Wirbel) und Lendenwirbelsäule (5 Wirbel). Das Kreuz- und das Steißbein bestehen demgegenüber jeweils aus einem einzigen Knochen, der aus verschmolzenen Wirbeln entstanden ist. Das Becken dient als Verbindung der Wirbelsäule zu den Beinen. Aufgrund des zunehmenden Drucks nimmt die Größe und Dicke der Wirbelkörper und Bandscheiben vom Hals bis zum Becken zu. In der Seitenansicht wird erkennbar, dass Hals- und Lendenwirbelsäule leicht nach vorne gewölbt sind (Hals- bzw. Lendenlordose), die Brustwirbelsäule hingegen ist nach hinten geschwungen (Brustkyphose).

Jeder Wirbel besteht aus einem Wirbelkörper, von dem der Wirbelbogen abgeht. Durch das von ihnen gebildete Wirbelloch verläuft das Rückenmark. Als Ansatzpunkte und Hebel für die Muskulatur finden sich seitlich des Wirbels je ein Querfortsatz

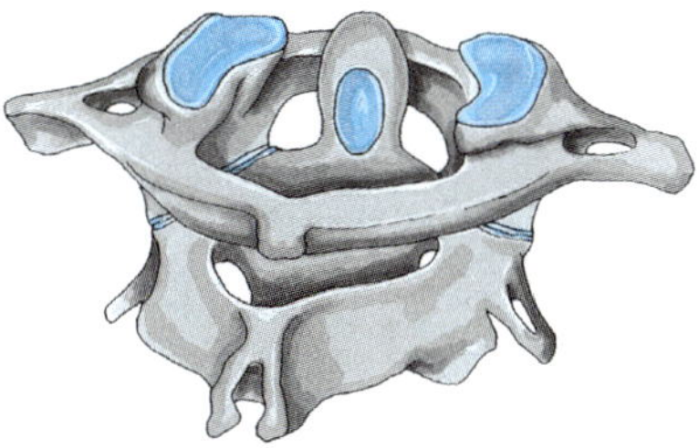

Halswirbel

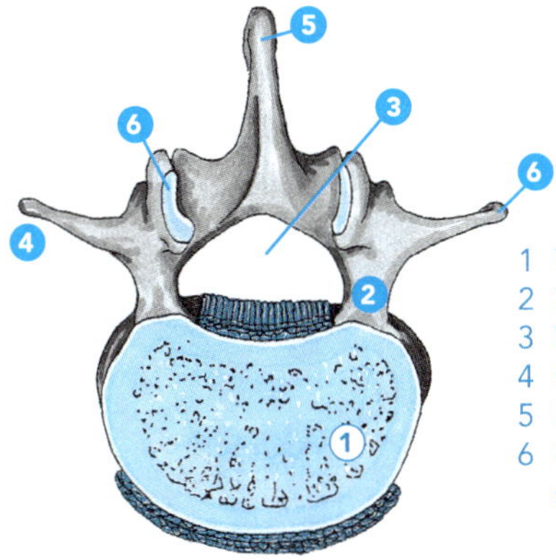

1 Wirbelkörper
2 Wirbelbogen
3 Wirbelloch
4 Querfortsatz
5 Dornfortsatz
6 Gelenkfortsatz

und (sehr gut am Rücken ertastbar) nach hinten wegstehend ein Dornfortsatz. An den Wirbelbögen befinden sich die Gelenkfortsätze (2 oben, 2 unten), die der Führung der Bewegung der Wirbelsäule dienen und einen Teil der senkrecht einwirkenden Kraft abfangen.

23 Bandscheiben zwischen dem 2. Halswirbel und dem Kreuzbein ermöglichen zusammen mit den Wirbelgelenken die Bewegung der Wirbelsäule, außerdem wirken sie als Stoßdämpfer, indem sie die auf die Wirbelsäule einwirkenden Stöße und Belastungen abfedern. Die Versorgung der Bandscheiben erfolgt nicht durch Blutgefäße, sondern nach einem «Schwammprinzip». Die Bandscheibe wird durch den Wechsel von Belastung und Entlastung ernährt: Bei Entlastung wird die zur Ernährung wichtige Flüssigkeit aufgenommen, bei Belastung ausgepresst. Die Bandscheibe lebt von der Bewegung.

Gewährleistung für einen gesunden und leistungsfähigen Rücken ist eine ausgeglichene Muskelentwicklung. Ohne Muskulatur wäre weder eine Stabilisierung der Wirbelsäule, z. B. für eine aufrechte Haltung, noch eine aktive Bewegung oder sportliche Beanspruchung möglich. Besonders deutlich wird dies im Vergleich mit einem Segelboot: Der Mast eines Segelboots wird erst durch eine optimale Spannung der Taue (Takelage) gehalten. Genau so hält eine gut trainierte und ausgeglichene Muskulatur die Wirbelsäule aufrecht.

Erfolgreiches Training

Die optimale Trainingsmethode

Um die Funktionsweise der zentralen Achse des Körpers optimal zu gewährleisten, Rückenbeschwerden zu vermeiden und eine maximale Leistungsfähigkeit und Belastbarkeit auch beim Sport zu garantieren, müssen vier zentrale Säulen beachtet werden, die auch als praktischer Wegweiser in diesem Buch verstanden werden können.

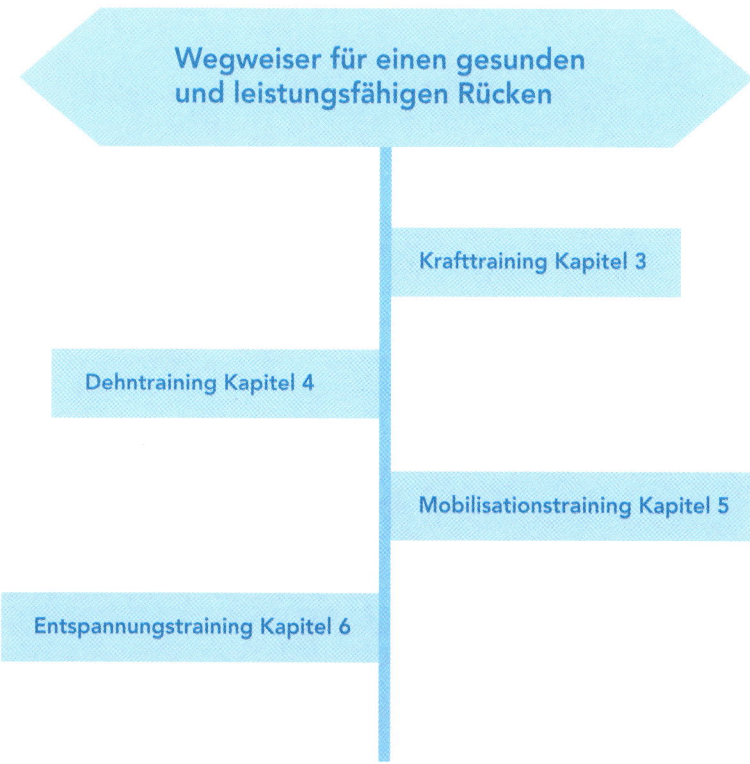
Wegweiser für einen gesunden und leistungsfähigen Rücken
Krafttraining Kapitel 3
Dehntraining Kapitel 4
Mobilisationstraining Kapitel 5
Entspannungstraining Kapitel 6

Der Trainingserfolg hängt neben der Auswahl der besten Übungen vor allem von der richtigen Trainingsmethode ab. Die Beantwortung der Fragen «Wie viel Gewicht?» «Wie viele Sätze?», «Wie oft pro Woche?» gibt Ihnen Auskunft über die optimale Trainingsmethode.

1. INTENSITÄT:
Wie viel Gewicht/Widerstand?
Sanftes oder hartes Training?
Welche Übungsausführung?

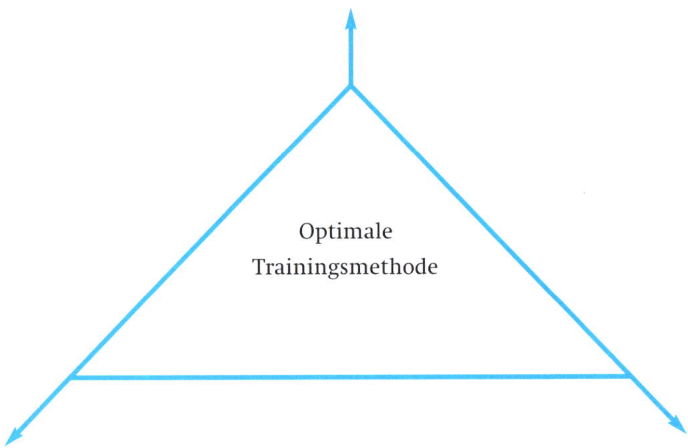

2. UMFANG:
Wie viele Sätze mit wie vielen Wiederholungen?

3. HÄUFIGKEIT:
Wie oft pro Woche?

Intensität

Wie viel Gewicht bzw. Widerstand?

Das Gewicht bestimmt die maximal mögliche Anzahl von Wiederholungen.

Für Personen mit Rückenbeschwerden gelten folgende Grundsätze:

- Wählen Sie für das Training Ihrer Beschwerdezonen (z. B. unterer oder/und oberer Rücken oder/und Halswirbelsäule) zunächst ein leichtes Gewicht, das Ihnen ein beschwerdefreies Training mit korrekt ausgeführter Technik ermöglicht.
- Steigern Sie die Gewichte bzw. Widerstände kontinuierlich nur in dem Maße, wie weiterhin eine beschwerdefreie Übungsausführung gesichert ist.
- Führen Sie jeden Trainingssatz nicht bis zur absoluten Muskelerschöpfung aus. Wählen Sie die «sanfte Trainingsmethode» (s. S. 22/23). Brechen Sie den Satz ab, wenn Sie die Beanspruchung als «mittel bis schwer» empfinden.
- Für alle Muskelgruppen bzw. Gelenke, die nicht mit Ihren Beschwerden im Zusammenhang stehen, gelten die Grundsätze für beschwerdefreies Training.

Für Personen ohne Beschwerden gelten folgende Regeln:

Die maximal mögliche Wiederholungsanzahl (RM: repetition maximum) richtet sich vor allem nach dem Trainingsziel. Wählen Sie das Trainingsgewicht so, dass eine zielbezogene Wiederholungszahl möglich ist.

Trainingsziele

Welche Gruppe von Trainingszielen entspricht Ihren Wünschen?

• **Kraftausdauer** • **Fettabbau** • ***Muskelaufbau*** • ***Maximalkraft***	• **Muskelaufbau** • ***Maximalkraft*** • **Fettabbau** • **Kraftausdauer**

Gewicht, Wiederholungen und Dauer eines Satzes

Je geringer das Gewicht gewählt wird, desto mehr Wiederholungen sind möglich und desto länger dauert der Satz. Je höher das Gewicht ist, desto weniger Wiederholungen sind möglich und desto schneller ist der Satz beendet.

• Wiederholungen (RM): 15–30 und mehr • Zeit: 45–90 s und länger	• Wiederholungen (RM): 6–15 • Zeit: 20–45 s

Für alle Anteile des Wirbelsäulenstreckers (s. S. 33–35) wird von einem Training mit maximalen Lasten (z. B. auch Maximalkrafttests) abgeraten, um das Risiko schwer wiegender Verletzungen zu vermeiden. Dies gilt nicht für Leistungssportler in einigen Kraftdisziplinen (Kraftdreikampf, Strongman-Wettbewerb, Gewichtheben).

Hartes oder sanftes Training?

Die Intensität, das gewählte Gewicht und die Anstrengung bei der Übungsausführung richten sich nach dem Trainingszustand, der Belastungsverträglichkeit und dem Trainingsziel. Sie können zwischen sanftem und hartem Krafttraining wählen.

Sanftes Krafttraining ist für Personen mit Rückenbeschwerden und Trainingseinsteiger besonders geeignet. Beenden Sie den einzelnen Trainingssatz deutlich vor Erreichen der letztmöglichen Wiederholung (Ausbelastung), sobald Sie die Belastung als «mittel bis schwer» wahrnehmen. Den Zeitpunkt zum Abbruch in der Serie bestimmt Ihr subjektives Belastungsempfinden. Wählen Sie als Trainingsanfänger für ein Training der Kraftausdauer das Trainingsgewicht so, dass Sie sich bei der 15. bis 20. Wiederholung etwa «mittel bis schwer» anstrengen. Durch Ausprobieren ist dieses Gewicht leicht zu finden. Beenden Sie hier den Satz, auch wenn noch weitere Wiederholungen möglich wären. Neben guten Kraftzuwächsen sind im Vergleich zum Training bis zur letztmöglichen Wiederholung die orthopädische Belastung und die Herz-Kreislauf-Beanspruchung deutlich geringer (BOECKH-BEHRENS & BUSKIES 2002).

Hartes Krafttraining eignet sich besonders für trainingserfahrene und fortgeschrittene Sportler. Hier trainieren Sie jeden Satz bis zur letztmöglichen Wiederholung oder erhöhen durch den Einsatz von Bodybuildingprinzipien die Intensität noch weiter, z. B. indem Sie bei Muskelerschöpfung durch die Hilfe eines Partners oder durch Reduzierung des Widerstands noch weitere Wiederholungen absolvieren.

Für wen eignet sich sanftes Training?	Für wen eignet sich hartes Training?
• Krafttrainingsanfänger, Kinder und ältere Personen • Personen mit orthopädischen oder internistischen Beschwerden / Risiken, z. B. Rückenbeschwerden • Gesundheitssportler • Fitnesssportler bzw. Personen, die keine harte Belastung wollen • Rehabilitationspatienten	• Kraftsportler / Bodybuilder • Leistungssportler oder leistungsorientierte Fitnesssportler • Gesunde Personen ohne Beschwerden, die sich gerne ausbelasten

Welche Übungsausführung?

Nicht allein die gewählte Übung, das Gewicht, die Anzahl der Sätze und die Häufigkeit des Trainings pro Woche bestimmen Ihr Trainingsergebnis. Sie können aus jeder einzelnen Übungswiederholung noch viel mehr herausholen. Unsere EMG-gestützten Untersuchungen (s. S. 28–31) haben ergeben, dass sich während einer kompletten Bewegungsamplitude, z. B. beim Latissimus-Ziehen (Lat-Ziehen, s. ab S. 107) von der Streckung der Arme bis zur maximalen Beugestellung im Nacken und wieder zurück in die Streckung, Bewegungsabschnitte mit hoher und geringer Muskelspannung abwechseln. Je mehr sich die Zugstange dem Nacken nähert, desto höher ist die Muskelspannung, und je mehr sich die Arme strecken, desto geringer wird die Muskelspannung. Wenn Sie die Phasen der Bewegung mit geringerer Muskelspannung einschränken und die Bewegung so sehr verkürzen, dass Sie immer in den Bewegungsbereichen mit hoher Spannung trainieren, erzielen Sie einen deutlich größeren Trainingseffekt. Eine Übungsausführung mit Teilbewegungen beim Lat-Ziehen ist somit intensiver und effektiver als ein Training mit kompletter Bewegungsamplitude.

Am effektivsten jedoch ist eine Ausführung mit Endkontraktionen, bei der der Muskel maximal kontrahiert wird (isometrische Kontraktion) und zusätzliche Endkontraktionen (verstärkende Kontraktionsimpulse durch minimale Zugbewegungen der Stange zum Nacken) darauf geschaltet werden. Diese Art der Intensivierung ist grundsätzlich bei allen Zug- und Beugeübungen möglich. Aufgrund der hohen Intensitäten sollte diese Methode aber Fortgeschrittenen vorbehalten bleiben. Die guten Platzierungen der Übungen mit Endkontraktionen in den Übungsranglisten belegen die Effektivität dieser Übungsausführung eindrucksvoll.

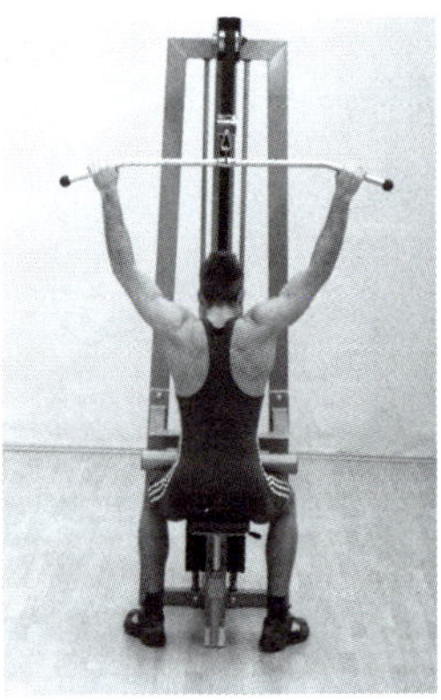

Komplette Bewegungsamplitude

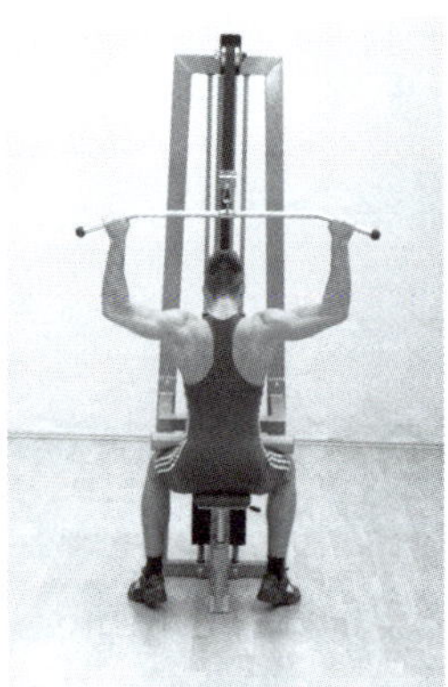

Teilbewegungen

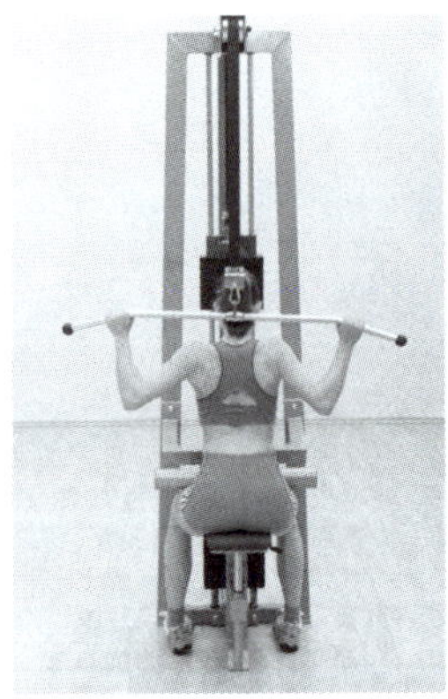

Endkontraktionen

Umfang

Wie viele Sätze?

Grundsätzlich unterscheidet man zwischen dem **Einsatztraining**, in dem pro Muskelgruppe nur ein Trainingssatz (Serie) durchgeführt und dem **Mehrsatztraining**, bei dem pro Muskelgruppe 2–5 oder mehr Sätze durchgeführt werden. Am Institut für Sportwissenschaft der Universität Bayreuth konnten wir im Rahmen mehrerer Studien mit über 300 Probanden neue Erkenntnisse über die Effektivität von Einsatz- und Mehrsatztraining gewinnen. Die Grafik zeigt die Ergebnisse eines fünfmonatigen Einsatz- und Dreisatztrainings von 150 Personen für den breiten Rückenmuskel.

Prozentuale Steigerung der Kraftausdauerleistungen beim Einsatz- und Mehrsatztraining während eines fünfmonatigen Muskeltrainings bei der Übung Lat-Ziehen

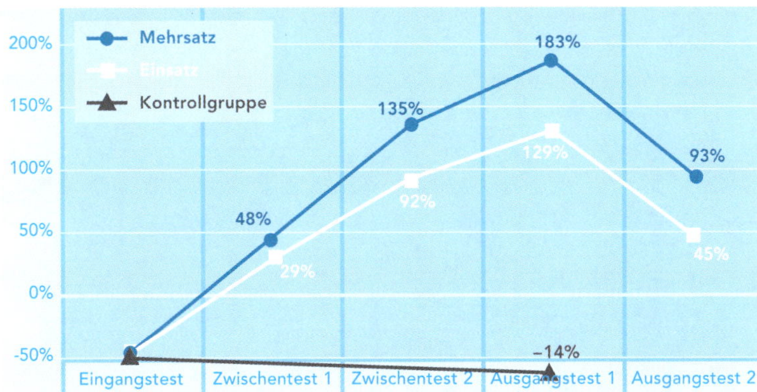

Vergleiche eines Einsatz- und Dreisatztrainings bei der Übung Lat-Ziehen nach 5 Monaten Training mit 2 Zwischentests nach der 6. und der 13. Trainingswoche und einer achtwöchigen Trainingspause nach dem Ausgangstest 1; n = 150

Die Ergebnisse zeigen, dass ein Einsatztraining, 2x pro Woche ausgeführt, bei Einsteigern und wenig Fortgeschrittenen zumindest in den ersten 5 Monaten sehr gute und kontinuierlich ansteigende Fortschritte bewirkt. Ein Dreisatztraining erbringt für den breiten Rückenmuskel einen um etwa 30 % größeren Kraftzuwachs. Für wenig leistungsambitionierte Personen ist der Leistungsgewinn eines Einsatztrainings unter Berücksichtigung des geringen Aufwands (2x 1 Satz pro Woche) und des sehr guten Erfolgs (129 %

Steigerung) ausgezeichnet. Leistungssportler werden den Mehraufwand (2x 3 Sätze pro Woche) nicht scheuen, um einen um 30 % höheren Trainingserfolg zu erzielen (183 % Steigerung). Bei anderen Muskelgruppen und Übungen, z. B. Bankdrücken oder Beinpressen, fallen die Unterschiede zwischen einem Einsatz- und einem Dreisatztraining etwas geringer aus als beim Lat-Ziehen.

Während einer achtwöchigen Trainingspause schwindet die erarbeitete Kraft gewaltig. Dabei erweist sich der Trainingsgewinn des Dreisatztrainings nicht als stabiler als der des Einsatztrainings. Die überragende Bedeutung eines kontinuierlichen Trainings ohne längere Unterbrechungen wird damit unterstrichen.

Für wen eignet sich Einsatztraining?	Für wen eignet sich Mehrsatztraining?
• Personen mit Rückenbeschwerden, die die Folgen einzelner Übungen und Programme ausprobieren wollen. • Krafttrainingsanfänger und Neueinsteiger, die mit dieser Trainingsform bereits hohe Kraftgewinne erzielen können. • Krafttrainierte, die mit wenig Zeitaufwand ihre Leistungsfähigkeit erhalten wollen. • Personen, die nur wenig Zeit investieren wollen/können, dennoch aber spürbare Krafteffekte erzielen wollen.	• Krafttrainierte, die ihre Leistung optimal verbessern wollen. • Personen, die Spaß daran haben, mehrere Sätze einer Übung auszuführen. • Personen, die durch einen größeren Trainingsumfang mehr Körperfett verbrennen wollen.

Häufigkeit

Wie oft pro Woche?

Die Anzahl der Trainingseinheiten pro Woche richtet sich nach dem Trainingsziel und dem Trainingszustand. Grundsätzlich gilt, dass nur regelmäßiges Krafttraining zu den gewünschten Ergebnissen führt, das heißt, Sie sollten mindestens einmal pro Woche trainieren. Unsere Untersuchungen haben gezeigt, dass bereits ein einmal in der Woche durchgeführtes Einsatztraining bei Untrainierten zu substanziellen Kraftzuwächsen führt. Ein zweimal wöchentlich absolviertes Training pro Muskelgruppe bewirkt allerdings deutlich größere Kraftsteigerungen, während ein dreimaliges Training pro Woche nur geringfügig bessere Ergebnisse ergab als ein zweimaliges Training. Unter Berücksichtigung von Aufwand und Erfolg ist für Nicht-Leistungssportler ein zweimaliges Training pro Woche optimal. Leistungssportler können natürlich auch häufiger trainieren.

Ermittlung der besten Übungen

Experten im Krafttraining sind sich keineswegs darüber einig, welche Übungen für die verschiedenen Muskelgruppen des Rückens die effektivsten sind. Die Meinungen von Trainern, Athleten und Fachleuten gehen weit auseinander. Wir können die Mutmaßungen und Spekulationen nun beenden. Mit Hilfe elektromyographischer Messungen ist es uns gelungen, die Übungen objektiv miteinander zu vergleichen und für jeden Muskel eine aussagekräftige Übungsrangliste zu erstellen.

Aus der Wissenschaft für die Praxis

Die Intensität der Muskelaktivierung wurde mit Hilfe von EMG-Messungen ermittelt. EMG ist die Abkürzung für Elektro- (elektrische Aktivität), -myo- (myos = griech. Muskel), -graphie (Aufzeichnung). Die Vergleichbarkeit verschiedener Übungen wurde hergestellt durch:

- **Homogene Probanden**: 10 männliche Sportstudierende (n = 10), Körpergrößenunterschied weniger als 10 cm (vergleichbare Hebelverhältnisse), Erfahrung im Krafttraining, Körperfettanteil gering (Durchschnitt 13 %).
- **Standardisierung der Intensität**:
  - Bei Übungen mit Gewichten oder Maschinen wurde der Widerstand so gewählt, dass maximal 12 Wiederholungen möglich sind.
  - Bei manchen Übungen mit dem eigenen Körpergewicht wurde die Intensität über die Zeitdauer der Belastung standardisiert. Es wurde eine Ausführungsvariante gewählt, die eine Übungsdauer von ca. 30 Sekunden ermöglichte, weil die Übungsdauer von 12 Wiederholungen ca. 30 Sekunden beträgt, wie wir in eigenen Untersuchungen feststellen konnten.
  - Bei einigen Übungen mit dem eigenen Körpergewicht und bei statischen Halteübungen ohne Gewichte war keine Standardisierung der Intensität möglich und erwünscht. Sie sind deshalb nicht direkt mit den anderen Übungen vergleichbar.
- **Standardisierung des Bewegungstempos**: Die Ausführungsgeschwindigkeit war kontrolliert, langsam bis zügig.
- **Messgerät**: 4-Kanal-EMG-Messgerät ME3000P der Firma MEGA Electronics (Finnland).
- **Unveränderte Elektrodenposition**: Bei jedem Probanden wurden alle

Übungen für einen Muskel an einem einzigen Termin gemessen, ohne die Elektrodenposition zu verändern.

- **Vermeidung von Muskelermüdung**: Es wurden nur drei Wiederholungen von jeder Übung gemessen, standardisierte Pausen eingehalten und bei der Hälfte der Probanden die Übungen in umgekehrter Reihenfolge gemessen.
- **Reproduzierbarkeit der Messergebnisse**: Die Reproduzierbarkeit der Rangfolgen wurde durch Reliabilitätsmessungen überprüft. Bei der Wiederholung der Messungen (Retest) zeigte sich, dass die Reproduzierbarkeit der Rangplätze in hohem Maß gegeben war (r=0,85–0,99). Die hohen Reproduzierbarkeitswerte belegen die Genauigkeit der EMG-Messmethode und der ermittelten Übungsranglisten.
- **Trainingseffektivität**: Für den Trainierenden ist der Erfolg des Trainings von entscheidender Bedeutung. Es stellt sich folglich die Frage, ob die Top-Übungen der EMG-Rangliste bessere Trainingsgewinne erbringen als Übungen auf den hinteren Rangplätzen.

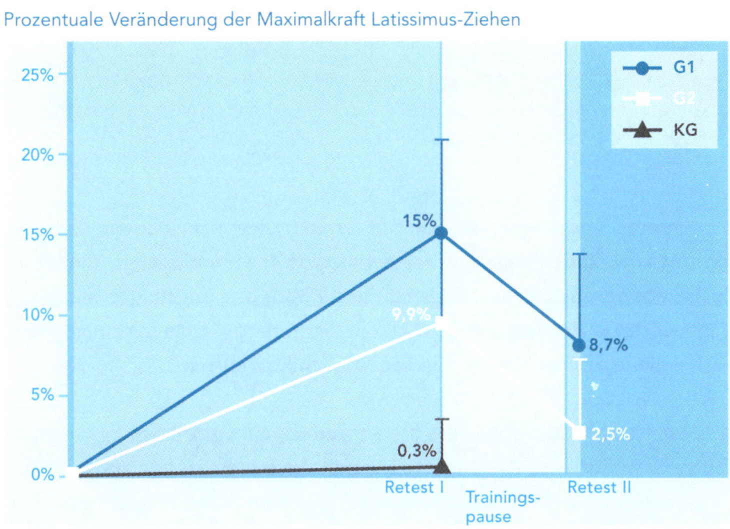

Vergleich der prozentualen Steigerung der Maximalkraft nach einem 11-wöchigen Krafttraining und einer 4-wöchigen Trainingspause (Retest II) zwischen der Gruppe G1 (n=26) – Übung mit höherem EMG-Signal (Einarmiges Rudern vorgebeugt mit Kurzhantel) und Gruppe G2 (n=26) – Übung mit niedrigerem EMG-Signal (Freies Rudern im Sitz am Seilzug) sowie einer Kontrollgruppe KG (n=11)

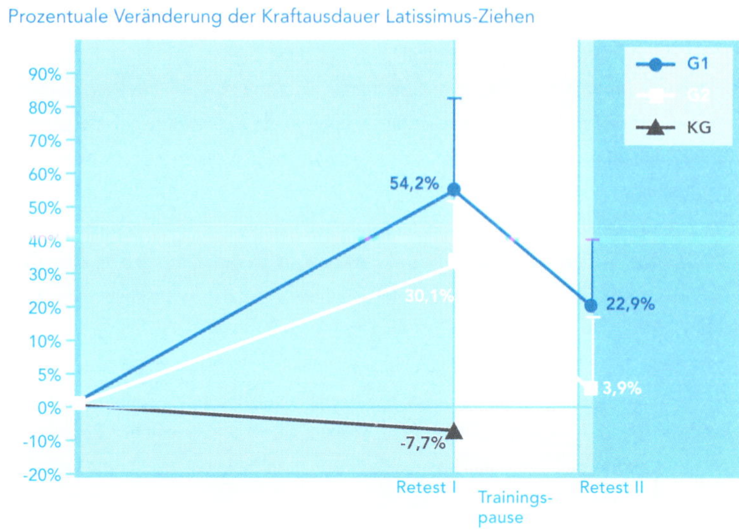

Vergleich der prozentualen Steigerung der Kraftausdauer nach einem 11-wöchigen Krafttraining und einer 4-wöchigen Trainingspause (Retest II) zwischen der Gruppe G1 (n=25) – Übung mit höherem EMG-Signal (Einarmiges Rudern vorgebeugt mit Kurzhantel) und Gruppe G2 (n=26) – Übung mit niedrigerem EMG-Signal (Freies Rudern im Sitz am Seilzug) sowie einer Kontrollgruppe KG (n=11)

In mehreren Trainingsexperimenten konnten wir nachweisen, dass ein Training von Übungen auf den Spitzenplätzen der Übungsranglisten (hohe Muskelaktivierung) zu deutlich stärkeren Verbesserungen der Maximalkraft und der Kraftausdauer führt als ein Training von Übungen auf den hinteren Plätzen der Ranglisten (geringe Muskelaktivierung).

Die Abbildungen verdeutlichen eindrucksvoll, dass ein Training der Top-Übungen (vordere EMG-Ranglistenplätze) nach einer 11-wöchigen Trainingsphase zu deutlich höheren Zuwächsen der Maximalkraft und der Kraftausdauer führt als ein Training mit Übungen, die weniger intensive Muskelspannungen erzeugen. Darüber hinaus zeigen die Grafiken den erheblichen Rückgang der Kraft nach einer 4-wöchigen Trainingspause. Die Ergebnisse belegen die große Bedeutung der Übungsauswahl (Top-Übung, nicht Flop-Übung) und der Regelmäßigkeit des Trainings (keine größeren Trainingspausen).

Die Übungsranglisten für alle anderen wichtigen Muskelgruppen und weitergehende Informationen zur EMG-Messmethode finden Sie in unseren Büchern in der Reihe rororo Sport «Fitnesskrafttraining» (Nr. 19481), «Supertrainer Bauch» (Nr. 61028) und «Supertrainer Beine und Po» (Nr. 61040).

Der Gerade Rückenstrecker

Funktion und Training

Dem Rückenstrecker kommt im Hinblick auf die Stabilisation und Beweglichkeit der Wirbelsäule beim Sport und im Alltag sowie beim Haltungsaufbau eine zentrale Bedeutung zu. Er wird aus vielen kleinen und größeren Muskeln gebildet, die in ihrer Gesamtheit als Rückenstrecker bezeichnet werden. Der Rückenstrecker verläuft vom Hinterhaupt bis zum Becken in zwei Strängen entlang der Wirbelsäule, wobei er besonders deutlich im Bereich der Lendenwirbelsäule hervorspringt. Räumlich und funktionell lassen sich ein innerer (medialer) und ein äußerer (lateraler) Trakt unterscheiden. Dem medialen Trakt können zahlreiche kurze Muskeln zugeordnet werden, die vorwiegend einzelne Wirbel direkt miteinander verbinden, der laterale Trakt umfasst vorwiegend die längeren Muskelzüge, die sich über mehrere Wirbel erstrecken.

Aus anatomischer Sicht kann der Rückenstrecker entsprechend den Abschnitten der Wirbelsäule in drei Teile gegliedert werden: **oberer Anteil (Halswirbelsäule), mittlerer Anteil (Brustwirbelsäule)** und **unterer Anteil (Lendenwirbelsäule).** Die Hauptfunktionen des Rückenstreckers sind neben der Halte- und Stützfunktion der Wirbelsäule das Aufrichten des Rumpfes aus der Vorbeuge, die Neigung des Rumpfes zur Seite, die Drehung (Rotation) der Wirbelsäule sowie die Neigung des Kopfes nach hinten und die Drehung im Halsbereich.

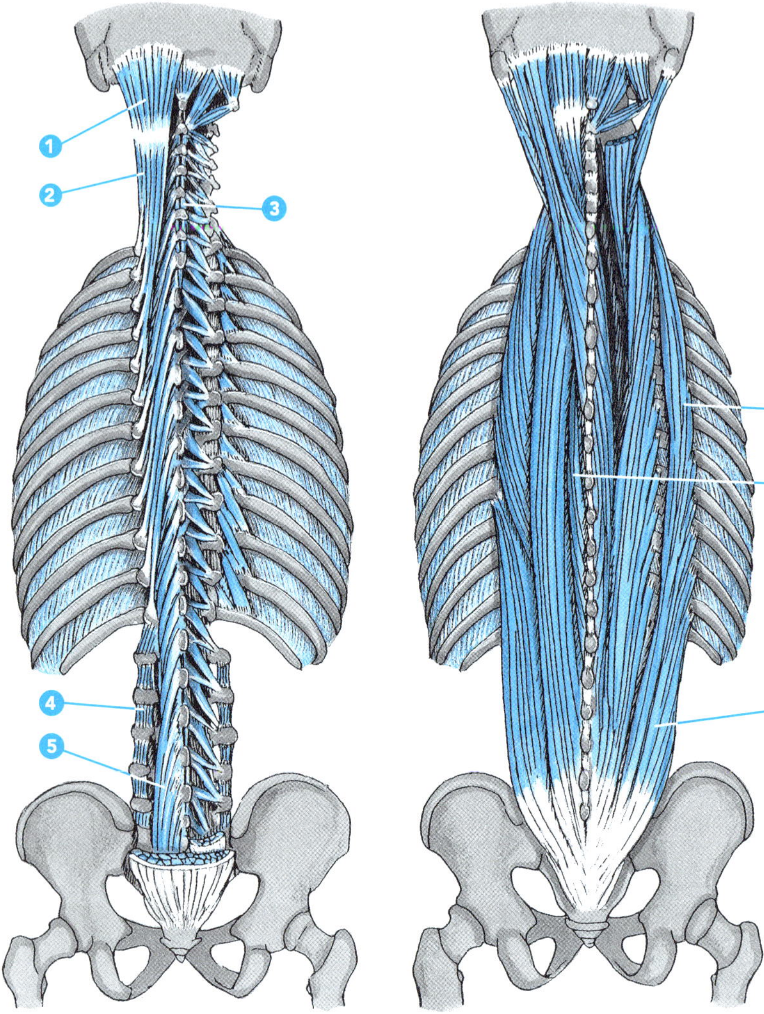

1 Halbdornmuskel
2 Riemenmuskel
3 Zwischendorn-muskel
4 Zwischenquer-fortsatzmuskel
5 Vielgeteilter Muskel
6 Langmuskel
7 Dornmuskel
8 Darmbein-Rippen-Muskel

9 Drehmuskeln

(Gehrke 1999)

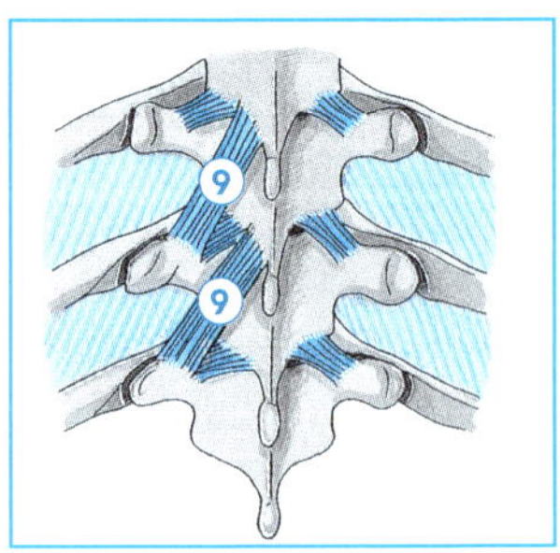

Die Differenzierung des Rückenstreckers in einen oberen, einen mittleren und einen unteren Anteil ist auch im Training notwendig, weil die drei Anteile jeweils mit unterschiedlichen Übungen trainiert werden. Die intensivsten und effektivsten Übungen für jeden Anteil wurden mit Hilfe elektromyographischer Untersuchungen ermittelt.

Schmerzfreiheit vor muskulärer Leistungsfähigkeit

Achtung! Insbesondere beim Geraden Rückenstrecker muss jedoch beachtet werden, dass die höchste Übungsintensität häufig nicht das wichtigste Kriterium für die Auswahl und Durchführung einer Rückenübung darstellt. Vielmehr stehen Schmerzfreiheit, Linderung von Beschwerden, freie Beweglichkeit, Stabilität und erst dann die muskuläre Leistungsfähigkeit im Vordergrund. Gemäß den unterschiedlichen Voraussetzungen und Zielen können gesunde, beschwerdefreie Sportler andere Übungsintensitäten wählen als untrainierte Personen, die Beschwerdeprävention oder Beschwerdereduzierung anstreben.

Top 6 für den Rückenstrecker, oberer Anteil

Aus der großen Anzahl sinnvoller Übungen für den oberen Anteil des Geraden Rückenstreckers (Halswirbelsäule) wurden nur die 6 Übungen in die Rangliste aufgenommen, die die intensivste Muskelaktivierung aufwiesen. In Klammern sind bei jeder Übung die Seiten angegeben, auf denen Sie detaillierte Übungsausführungen und Übungsvarianten mit Bild finden.

Top 6: Rückenstrecker, oberer Anteil (Halswirbelsäule)

Nr.	Übung	x̄ R
1	Druck mit dem Hinterkopf gegen den eigenen Handwiderstand im Sitz, statisch (S. 41)	1,9
2	Druck mit dem Hinterkopf gegen das Rückenpolster mit Gegendruck im Sitz, statisch (S. 41)	2,3
3	Reverse Flys am Boden, Oberarme innenrotiert und 90° abgespreizt (S. 98)	3,6
4	Aufrollen der Halswirbelsäule gegen den eigenen Handwiderstand im Sitz, dynamisch (S. 43)	3,8
5	Druck mit dem Hinterkopf gegen den Boden in Rückenlage, statisch (S. 42)	4,5
6	Druck mit dem Hinterkopf gegen das Rückenpolster ohne Gegendruck im Sitz, statisch (S. 37)	4,7

EMG-Rangliste von 6 Übungen für den Geraden Rückenstrecker, oberer Anteil (Brustwirbelsäule) nach dem durchschnittlichen Rangplatz x̄ R); n = 10

Top 6: Rückenstrecker, oberer Anteil (Halswirbelsäule), graphische Darstellung

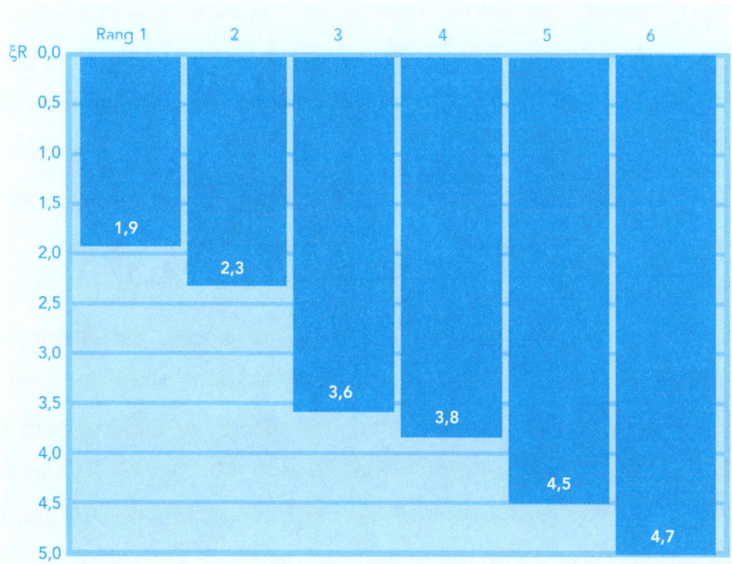

Überblick:
Die Top 6 für den Rückenstrecker, oberer Anteil

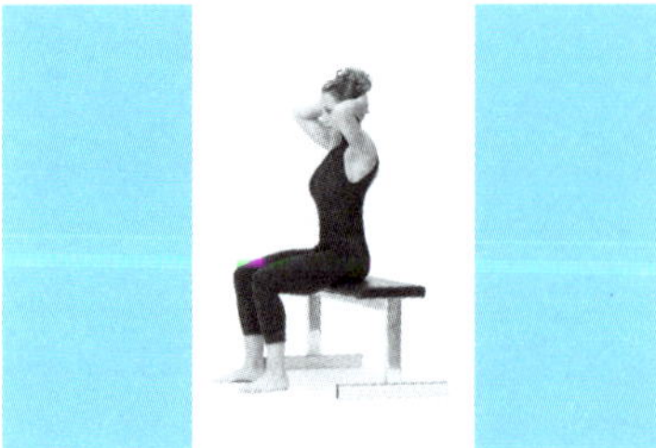

1. Druck mit dem Hinterkopf gegen den eigenen Handwiderstand im Sitz, statisch

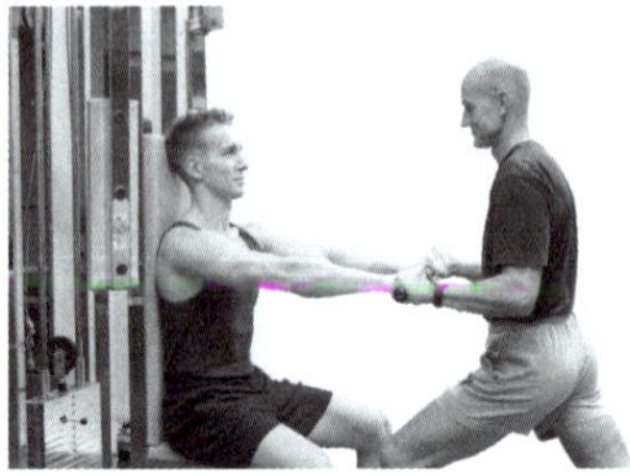

2. Druck mit dem Hinterkopf gegen das Rückenpolster mit Gegendruck im Sitz, statisch

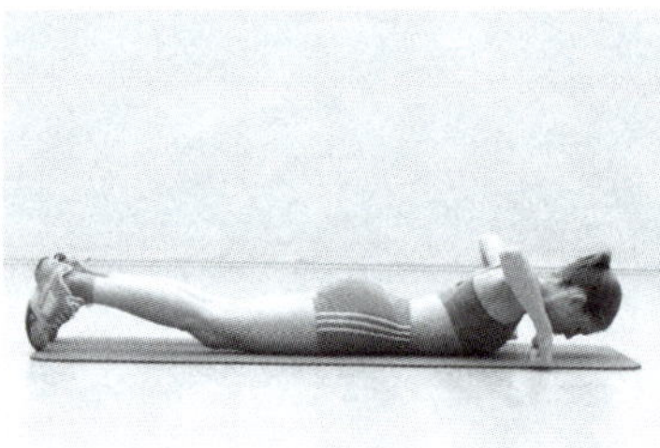

3. Reverse Flys am Boden, Oberarme innenrotiert und 90° abgespreizt

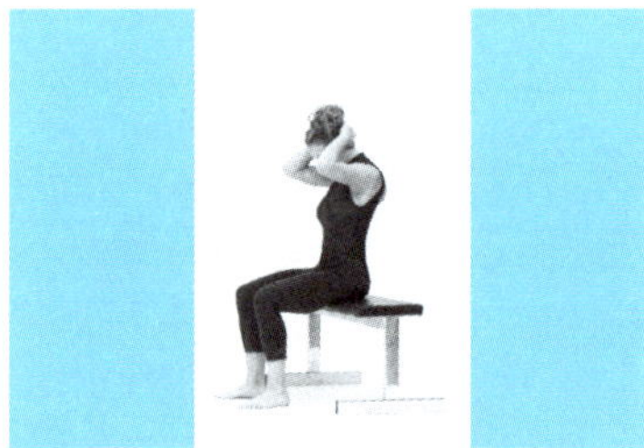

4. Aufrollen der Halswirbelsäule gegen den eigenen Handwiderstand im Sitz, dynamisch

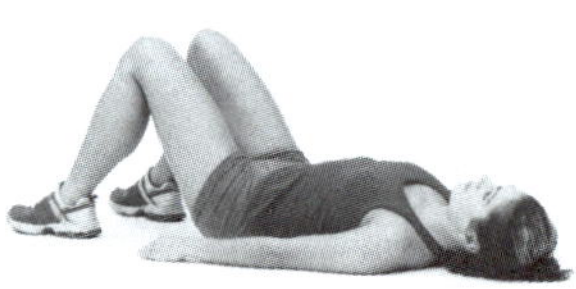

5. Druck mit dem Hinterkopf gegen den Boden in Rückenlage, statisch

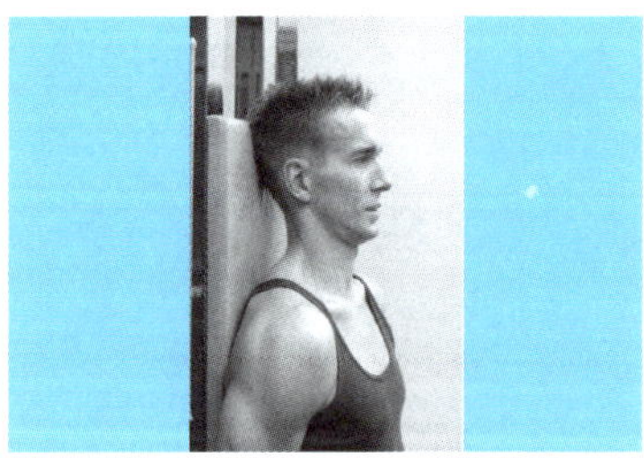

6. Druck mit dem Hinterkopf gegen das Rückenpolster ohne Gegendruck im Sitz, statisch

Kommentar zur Rangliste «Rückenstrecker, oberer Anteil (Halswirbelsäule)»

- Die hintere Halsmuskulatur besteht aus zahlreichen Muskeln, die in mehreren Schichten übereinander liegen. Das von uns gemessene elektromyographische Signal ist deshalb ein Summenpozenzial aller unter den Oberflächenelektroden liegenden Muskeln. Die Rangliste repräsentiert folglich nicht allein die Aktivität der Rückenstrecker im Bereich der Halswirbelsäule, sondern der gesamten hinteren Halsmuskulatur. Vor allem der oberflächlich liegende absteigende Anteil des Kapuzenmuskels dürfte die Messergebnisse maßgeblich beeinflussen.
- Die Halswirbelsäule ermöglicht Streck-, Beuge-, Seitenneige- und Drehbewegungen sowie Kombinationen dieser Funktionen. Die vorliegende Übungsrangliste erfasst ausschließlich die (Über-)Streckung der Halswirbelsäule.
- $\bar{x}$ R gibt den Mittelwert der individuellen Rangplätze der 10 Probanden an. Die Übung auf Platz 1 der Rangliste hat den kleinsten durchschnittlichen Rangplatz ($\bar{x}$ R) und führt zur intensivsten Muskelkontraktion; sie ist somit die effektivste Übung für diesen Muskelanteil. Die graphische Darstellung der durchschnittlichen Rangplätze ((x)) R macht die Intensitätsunterschiede der 6 Übungen deutlich.
- In der Übungsrangliste nimmt die gemessene Intensität von Übung 1 bis 6 um ca. 40 % ab.
- Je größer der Intensitätsabfall von einer Übung zur nächsten ausfällt, desto stärker unterscheiden sich die Übungen hinsichtlich ihrer Effektivität. Dies gilt z. B. für den deutlichen Intensitätsabfall von Übung 2 zu 3.
- Übungen mit nahe beieinander liegenden Rangplatzwerten weisen dagegen vergleichbar hohe Intensitäten auf und sind deshalb als nahezu gleichwertig anzusehen. Dies gilt hier für die Übungen 1 und 2, 3 und 4 sowie 5 und 6.
- Die Übung «Druck mit dem Hinterkopf gegen den eigenen Handwiderstand im Sitz, statisch» erweist sich als die Top-Übung zur Kräftigung der Streckmuskulatur im Bereich der Halswirbelsäule.
- Fünf der sechs Übungen der Rangliste sind statische Übungen. Dies ist nicht verwunderlich, da bei statischen Halteübungen eine gleichmäßig hohe Muskelspannung erzeugt werden kann, während sich bei dynamischen Übungen (vgl. Übung auf Platz 4) in der Regel Bewegungsabschnitte mit höherer und geringerer Muskelspannung ergeben. Unter der Vorgabe eines subjektiven Belastungsempfindens mittel bis schwer

ergibt die statische Variante der Übung «Druck mit dem Hinterkopf gegen den eigenen Handwiderstand im Sitz» (Platz 1) eine um ca. 30 % stärkere Muskelaktivierung als das dynamische Aufrollen der Halswirbelsäule gegen den eigenen Handwiderstand (Platz 4).

- Übungen mit Verstärkung des Drucks durch die eigenen Hände (Plätze 1 und 4) oder durch stemmenden Gegendruck (Platz 2) erweisen sich als hoch effektiv. Der Gegendruck bei der Übung auf Rangplatz 2 aktiviert die Nackenmuskulatur um ca. 35 % intensiver als dieselbe Übung ohne Gegendruck (Platz 6).
- Die Übung auf Platz 3 «Reverse Flys am Boden, Oberarme innenrotiert und 90° abgespreizt» aktiviert überraschenderweise auch den oberen Anteil des Rückenstreckers intensiv. Diese Übung ist eine der Top-Übungen für die mittleren Anteile des Rückenstreckers sowie des Kapuzenmuskels. Darüber hinaus werden mit dieser wirksamen Komplexübung die Rhomboideen und der hintere und mittlere Teil des Deltamuskels hoch effektiv trainiert. Die überraschend hohe Aktivierung der hinteren Halsmuskulatur ist möglicherweise auf den Einsatz des oberen Anteils des Kapuzenmuskels zurückzuführen.
- Übungen mit speziellem Kopfgeschirr und dem Einsatz von Zusatzgewichten aktivierten in unseren Messungen (nicht in der Übungsrangliste enthalten) die hintere Halsmuskulatur nur ca. halb so intensiv wie die Übungen auf den Plätzen 1 bis 4 der Rangliste.
- Die häufige Alltags-Fehlhaltung mit vorgeschobenem Kopf im Stand aktiviert die hintere Halsmuskulatur mit ca. 8 % der Aktivität der Top-Übung (Platz 1), während eine lotgerechte aufrechte Kopfhaltung die Nackenmuskulatur kaum aktiviert.

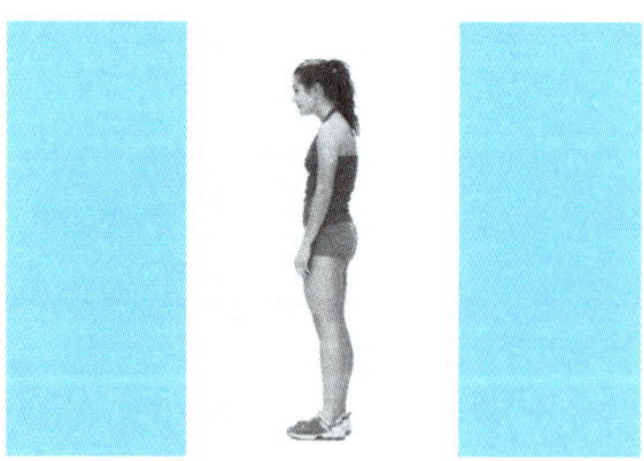

Alltags-Fehlhaltung mit vorgeschobenem Kopf im Stand mit aktivierter Nackenmuskulatur

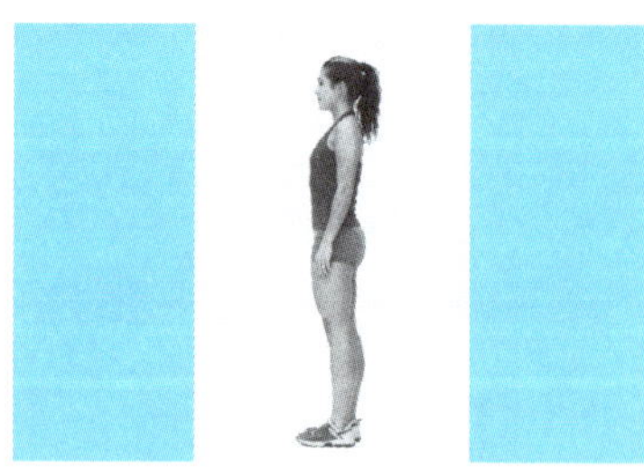

Lotgerechte aufrechte Kopfhaltung ohne Aktivierung der Nackenmuskulatur

Die besten Übungen im Detail

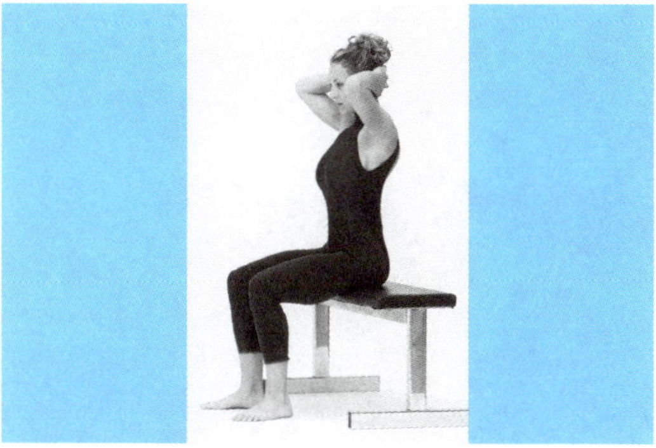

Druck mit dem Hinterkopf gegen eigenen Handwiderstand im Sitz, statisch

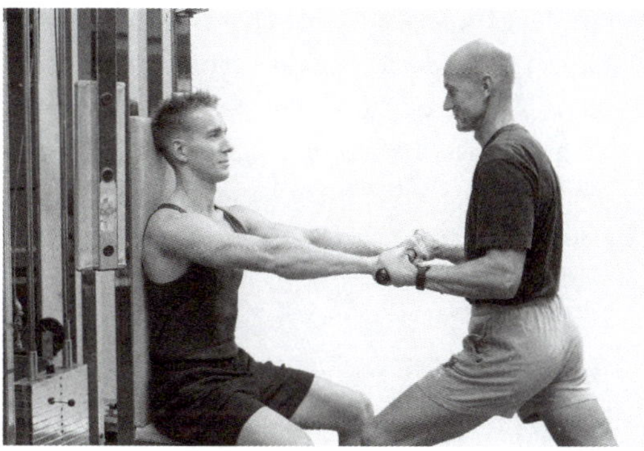

Druck mit dem Hinterkopf gegen das Rückenpolster mit Gegendruck im Sitz, statisch

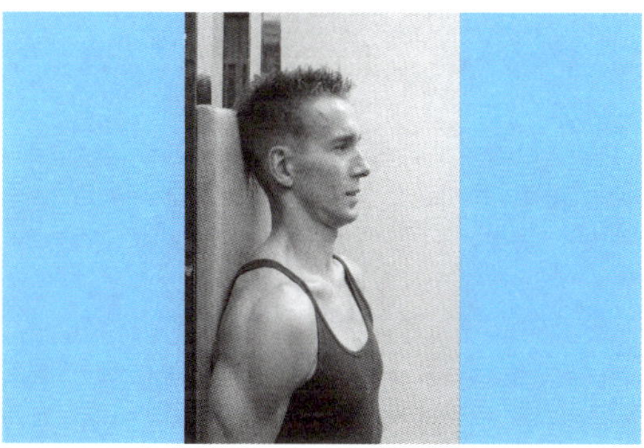

Druck mit dem Hinterkopf gegen das Polster ohne Gegendruck

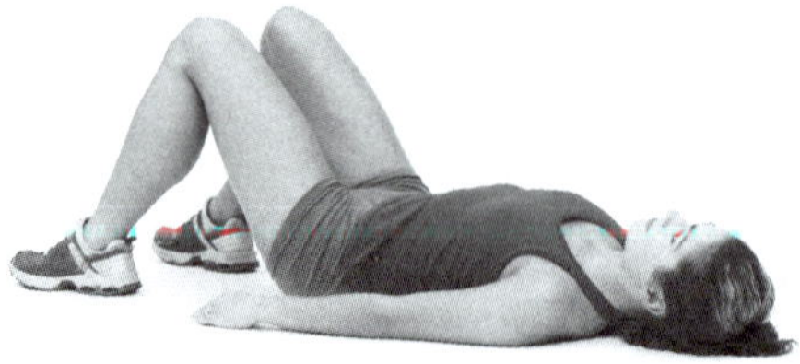

Druck mit dem Hinterkopf gegen den Boden in Rückenlage, statisch

EFFEKTIVITÄT

- Die Übungen «Druck mit dem Hinterkopf gegen den eigenen Handwiderstand» (Platz 1, s. S. 36) oder gegen das Rückenpolster mit zusätzlichem Gegendruck im Sitz» (Platz 2) sind die Top-Übungen für den geraden Rückenstrecker im Bereich der Halswirbelsäule.
- Auch die Varianten ohne Gegendruck im Sitz bzw. in Rückenlage sind noch sehr intensiv. Sie erreichen aber eine deutlich geringere Aktivierung als die Top-Übungen.

ÜBUNGSAUSFÜHRUNG

- Setzen Sie sich aufrecht hin und verschränken Sie die Hände im Nacken.
- Drücken Sie den Hinterkopf gegen die Hände, das Kinn zeigt etwas Richtung Brust (Tendenz Doppelkinn). Bauen Sie die Haltespannung langsam auf.
- Atmen Sie ruhig weiter. Beenden Sie die Übung sofort bei Auftreten von Schwindel oder Unwohlsein.
- Bei der Übung mit Rückenpolster drücken Sie den Hinterkopf gegen das Rückenpolster. Sie erhöhen die Intensität deutlich, wenn Sie den Druck des Hinterkopfes durch Gegendruck der Arme unterstützen. Stützen Sie sich dabei mit den Armen ab.

- Bei der Variante in Rückenlage stellen Sie die Beine an und drücken den Hinterkopf gegen die Unterlage.

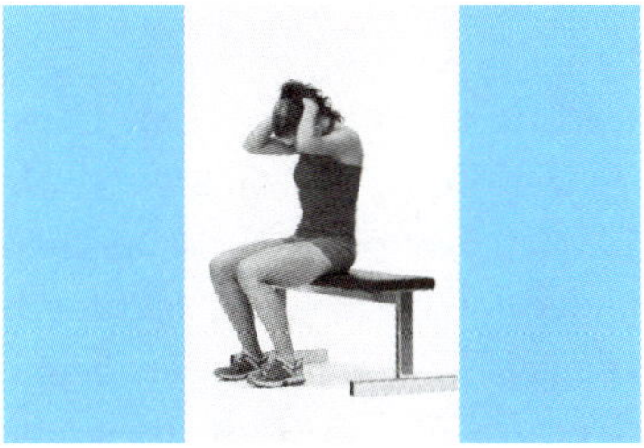
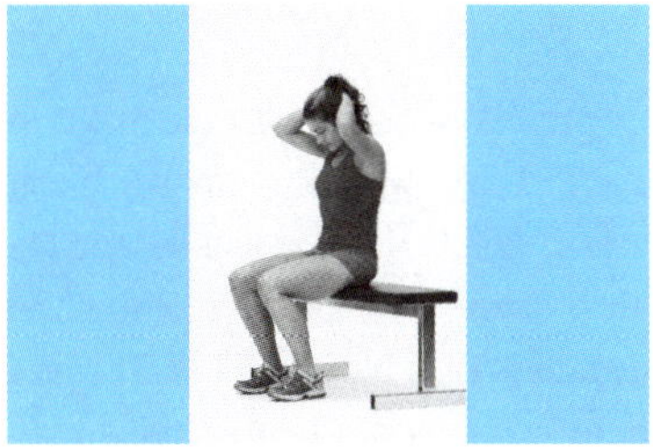

Aufrollen der Halswirbelsäule gegen den eigenen Handwiderstand im Sitz, dynamisch

EFFEKTIVITÄT

- Das Aufrollen der Halswirbelsäule gegen Widerstand ist die intensivste dynamische Übung zur Kräftigung des oberen Teils der Rückenstrecker im Bereich der Halswirbelsäule (Platz 4, s. S. 36). Die Aktivierung ist allerdings niedriger als bei den statischen Top-Übungen.

ÜBUNGSAUSFÜHRUNG

- Verschränken Sie die Hände im Nacken und legen Sie den Kopf nach vorne.
- Drücken Sie den Hinterkopf in die Hände und rollen Sie jetzt die Halswirbelsäule gegen den dosierten Widerstand der Hände auf, bis sich der Kopf in Verlängerung der Wirbelsäule oder einer leichten Überstreckung befindet.
- Senken Sie den Kopf jetzt wieder kontrolliert in die Ausgangsstellung (Kopf vorne), wobei Sie auch in dieser Bewegungsphase dem Druck der Hände noch etwas Widerstand entgegensetzen.
- Beenden Sie die Übung sofort, falls Schwindelgefühle auftreten.

Keine maximalen Widerstände

Achtung! Gehen Sie mit Ihrer Halswirbelsäule sorgsam um. Maximale Widerstände und hohe Intensitäten können hier gefährlich sein. Wählen Sie einen wohldosierten Widerstand, der ein Training ohne Verspannungen, Kopfschmerzen, Schwindelgefühle und Verletzungen garantiert.

Top 6 für den Rückenstrecker, mittlerer Anteil

Der mittlere Teil des Geraden Rückenstreckers umfasst die gesamte Länge der Brustwirbelsäule, die mit ihren 12 Einzelwirbeln den längsten Teilabschnitt der Wirbelsäule darstellt. Der obere Teil der Brustwirbelsäule kann zum oberen Rücken gerechnet werden, der durch Alltags-Fehlhaltungen (Rundrücken) besonders gefährdet ist und dem im Training unsere besondere Aufmerksamkeit gelten muss. Der untere Teil der Brustwirbelsäule nähert sich bereits dem unteren Rücken (Lendenwirbelsäule) und wird im Training verstärkt durch Übungen erfasst, die auch für den unteren Rücken geeignet sind. Wir haben deshalb den oberen und den unteren Teil des Rückenstreckers an der Brustwirbelsäule gesondert gemessen. Detailliert wird nachfolgend die Übungsrangliste für den oberen Anteil dargestellt und im Text auf die Unterschiede und Besonderheiten hingewiesen, die sich für den unteren Anteil ergeben.

Top 6: Rückenstrecker, mittlerer Anteil (Brustwirbelsäule)

Rang	Übung	x̄ R
1	Reverse Flys im Sitz an der Maschine, Oberarme innenrotiert und 90° abgespreizt (S. 96)	1,6
2	Reverse Flys in Bauchlage auf der Bank mit Kurzhanteln, Oberarme innenrotiert, Arme gestreckt und 90° abgespreizt (S. 49)	2,8
3	Reverse Flys in Bauchlage am Boden, Oberarme innenrotiert und 90° abgespreizt (S. 49)	2,9
4	Rudern im Stand vorgebeugt mit Langhantel (Reverse-Fly-Ausführung) (S. 50)	3,7
5	Rudern im Sitz an der Maschine, Oberkörper senkrecht (Reverse-Fly-Ausführung) (S. 50)	4,9
6	Kreuzheben mit Langhantel (S. 50)	5,1

EMG-Rangliste von 6 Übungen für den Geraden Rückenstrecker, mittlerer Anteil (oberer Anteil der Brustwirbelsäule) nach dem durchschnittlichen Rangplatz ($\bar{x}$ R); n = 10

Top 6: Rückenstrecker, mittlerer Anteil (Brustwirbelsäule), graphische Darstellung

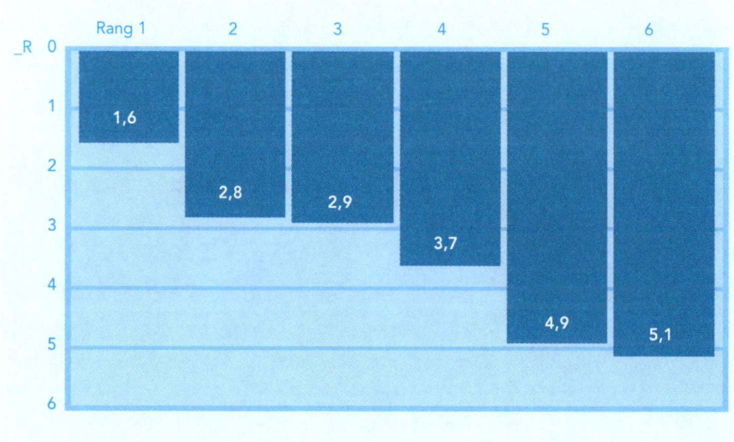

Übersicht: Die Top 6 für den Rückenstrecker, mittlerer Anteil (Brustwirbelsäule)

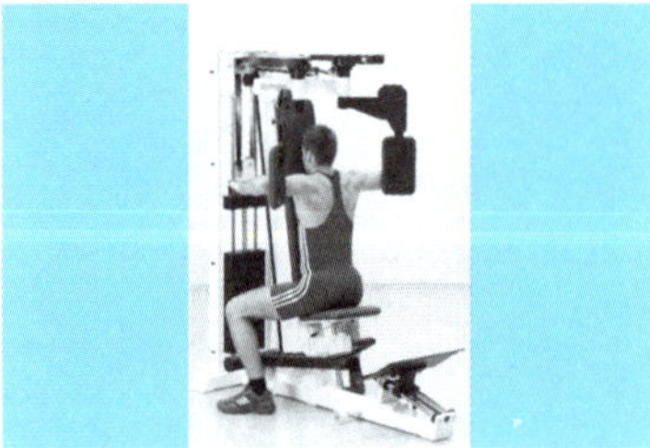

1. Reverse Flys im Sitz an der Maschine, Oberarme innenrotiert und 90° abgespreizt

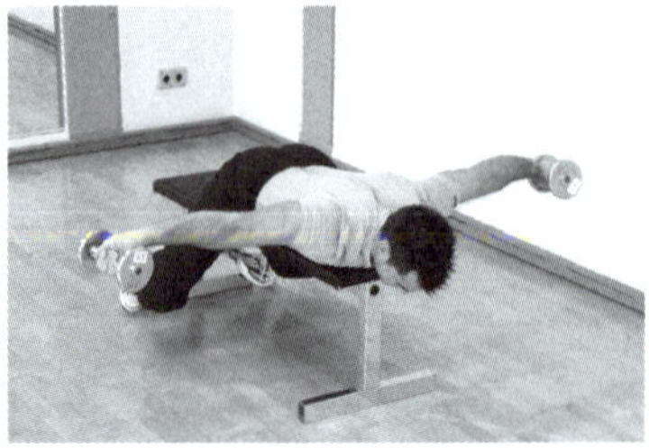

2. Reverse Flys in Bauchlage auf der Bank mit Kurzhanteln, Oberarme innenrotiert, Arme gestreckt und 90° abgespreizt

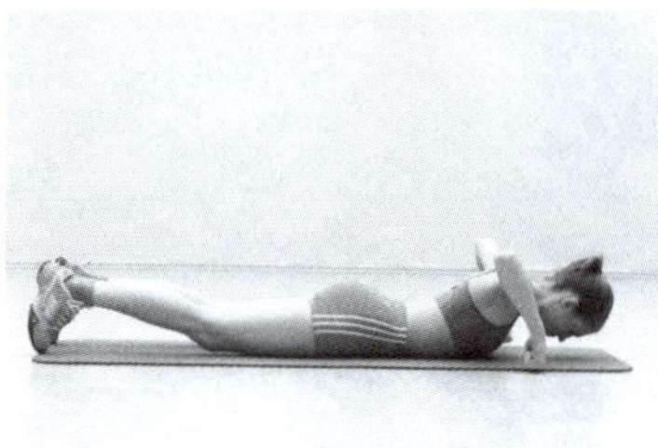

3. Reverse Flys in Bauchlage am Boden, Oberarme innenrotiert und 90° abgespreizt

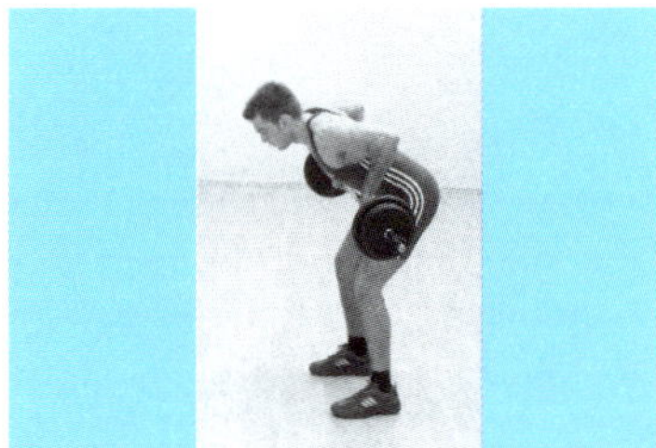

4. Rudern im Stand vorgebeugt mit Langhantel (Reverse-Fly-Ausführung)

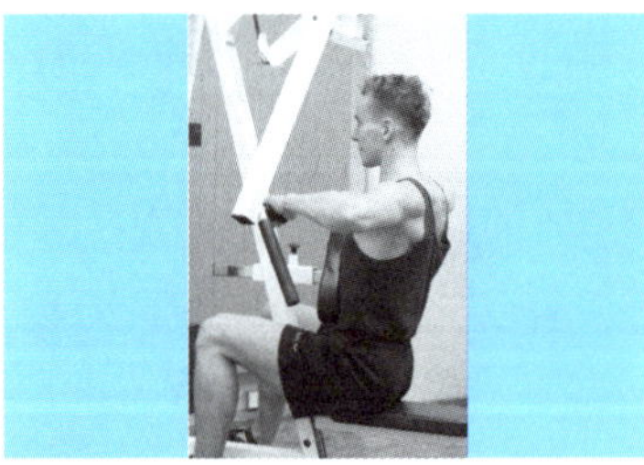

5. Rudern im Sitz an der Maschine, Oberkörper senkrecht (Reverse-Fly-Ausführung)

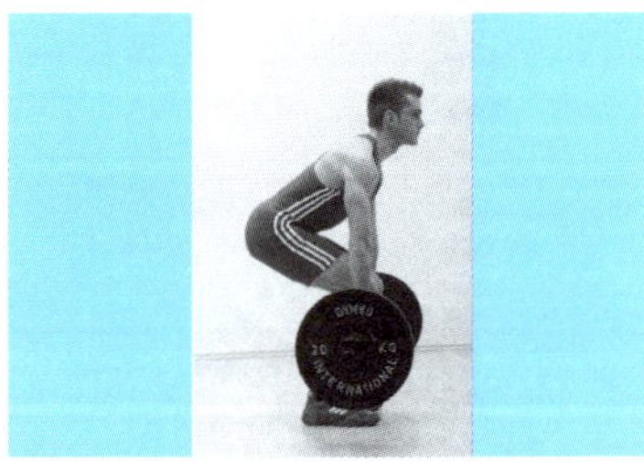

6. Kreuzheben mit Langhantel

Kommentar zur Rangliste «Rückenstrecker, mittlerer Anteil (Brustwirbelsäule)»

- Am oberen Rücken liegen mehrere Muskelschichten übereinander: Kapuzenmuskel (mittlerer, quer verlaufender Anteil), Rückenstrecker, Rhomboideen. Das von uns gemessene elektromyographische Signal ist deshalb das Summenpotenzial aller unter den Oberflächenelektroden liegenden Muskeln. Die Rangliste repräsentiert folglich nicht allein die Aktivität des Rückenstreckers, sondern der gesamten Muskulatur des oberen Rückens. Aus der Sicht des Trainierenden spielt dies jedoch keine große Rolle, weil das Erfassen der gesamten Muskulatur des oberen Rückens das wichtigste Trainingsziel darstellt.
- $\bar{x}$ R gibt den Mittelwert der individuellen Rangplätze der 10 Probanden an. Die Übung auf Platz 1 der Rangliste hat den kleinsten durchschnittlichen Rangplatz ($\bar{x}$ R) und führt zur intensivsten Muskelkontraktion; sie ist somit die effektivste Übung für diesen Muskelanteil.
- In der Übungsrangliste nimmt die gemessene Intensität von Übung 1 bis 6 um ca. 40 % ab.
- Je größer der Intensitätsabfall von einer Übung zur nächsten ausfällt, desto stärker unterscheiden sich die Übungen hinsichtlich ihrer Effektivität. Dies gilt z. B. für den deutlichen Intensitätsabfall von Übung 1 auf 2 (12 %), 3 auf 4 (9 %) und 4 auf 5 (15 %).
- Übungen mit nahe beieinander liegenden Rangplatzwerten weisen dagegen vergleichbar hohe Intensitäten auf und sind deshalb als nahezu gleichwertig anzusehen. Dies gilt hier für die Übungen 2 und 3 sowie 5 und 6.
- Die Übung «Reverse Flys im Sitz an der Maschine, Oberarme innenrotiert und 90° abgespreizt» erweist sich deutlich als die Top-Übung zur Kräftigung des Rückenstreckers im Bereich der oberen Brustwirbelsäule.
- Der obere Rücken wird am intensivsten durch Varianten der Übung Reverse Flys trainiert. Sie nehmen in der Top-6-Rangliste die Plätze 1 bis 4 ein. Alle anderen Übungen sind deutlich weniger effektiv.
- Ruderübungen an Maschinen (Platz 5) aktivieren den oberen Rücken um etwa 30 % weniger intensiv als Reverse-Fly-Übungen; Kreuzheben und Good Morning müssen eine Einbuße von ca. 40 % hinnehmen und Rumpfhebeübungen erreichen eine um ca. 50 % geringere Muskelaktivierung. Das Rückendrücken an der Maschine ist um 75 % weniger intensiv und das Beinpressen sogar um 85 %.

Der mittlere Anteil des Rückenstreckers, unterer Bereich

Beim **unteren Bereich des Rückenstreckers der Brustwirbelsäule,** an den sich der Bereich der Lendenwirbelsäule anschließt, erweisen sich jedoch andere Übungen als optimal. Es erfolgt gewissermaßen eine Umkehr der Übungsrangfolge: Varianten des Kreuzhebens und Rumpfhebeübungen aktivieren diesen Anteil des Rückenstreckers optimal, während die Reverse-Fly-Varianten eine weniger intensive Muskelaktivierung bewirken. Es ergibt sich folgende Übungsrangfolge:

1. Kreuzheben mit Langhantel
2. Rudern im Stand vorgebeugt mit Langhantel
3. Good Morning mit Langhantel
4. Rumpfheben horizontal am Gerät (Hyperextension), Arme gestreckt, dynamisch 130°–180°
5. Reverse Flys im Sitz an der Maschine, Oberarme innenrotiert und 90° abgespreizt
6. Rudern im Sitz an der Maschine, Oberkörper senkrecht.

Im Gegensatz zu den großen Intensitätsunterschieden des oberen Anteils des Rückenstreckers der Brustwirbelsäule unterscheiden sich hier die gemessenen Werte nur geringfügig. Von der erstplatzierten Übung Kreuzheben mit Langhantel bis zur letzten Übung Rudern im Sitz an der Maschine (Platz 6) ergibt sich nur ein Aktivitätsunterschied von ca. 20 %. Aufgrund des geringen Intensitätsunterschiedes können im Training alle Übungen alternativ eingesetzt werden.

Die besten Übungen im Detail

Alle intensiven Übungsvarianten werden im Abschnitt «Der Kapuzenmuskel» (s. ab S. 83) beschrieben, weil der mittlere Anteil des Rückenstreckers und der quer verlaufende Teil des Kapuzenmuskels in der Regel gemeinsam aktiviert werden.

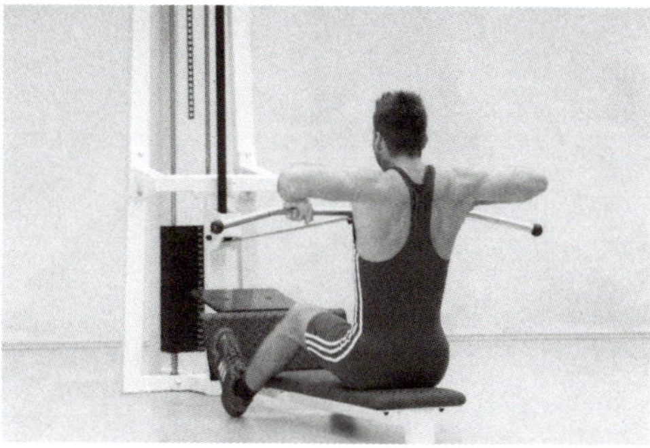

Reverse Flys im Sitz an Maschinen, Oberarme innenrotiert und 90° abgespreizt

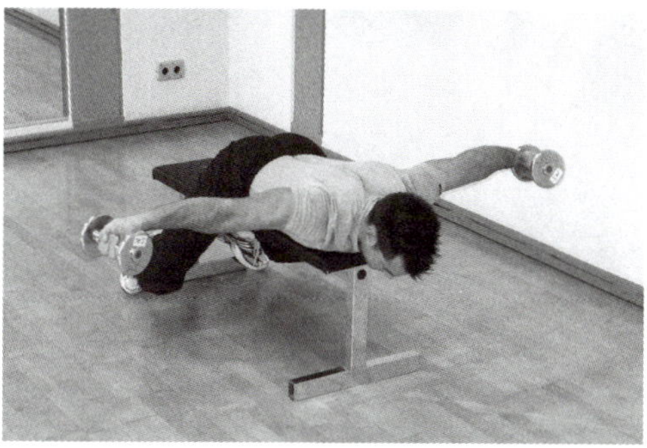

Reverse Flys in Bauchlage auf der Bank mit Kurzhanteln, Oberarme innenrotiert, Arme gestreckt und 90° abgespreizt

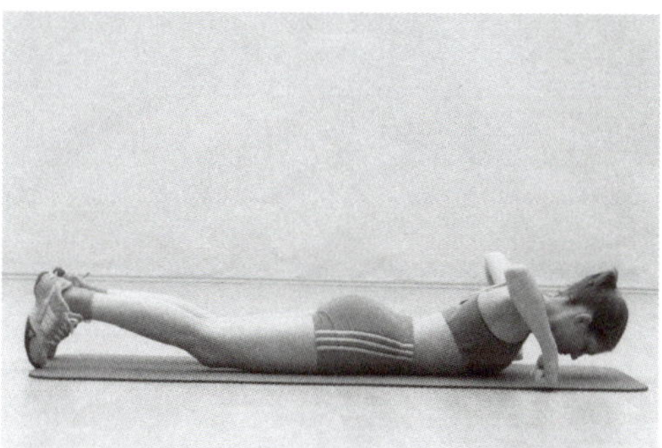

Reverse Flys in Bauchlage am Boden, Oberarme innenrotiert und 90° abgespreizt

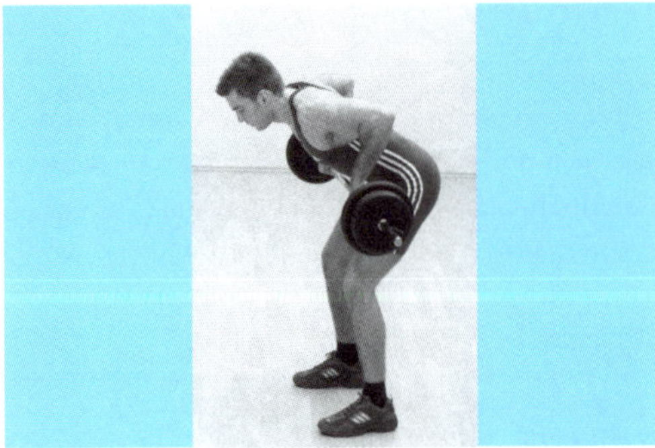

Rudern im Stand vorgebeugt, mit Langhantel (Reverse-Fly-Ausführung)

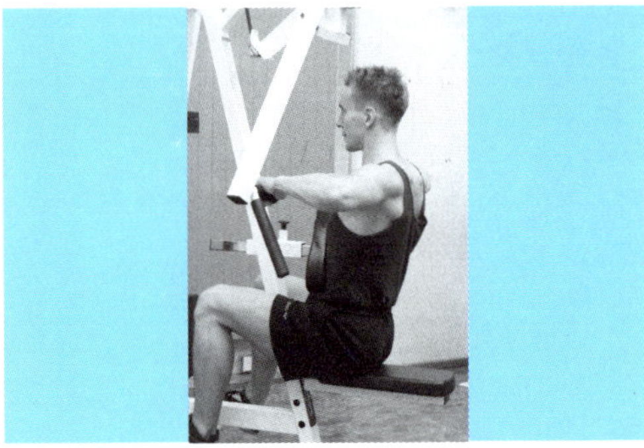

Rudern im Sitz an der Maschine, Oberarme innenrotiert und 90° abgespreizt

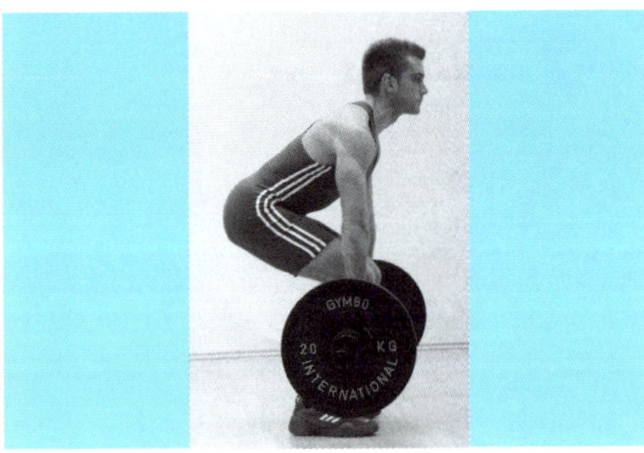

Kreuzheben mit Langhantel

Top 12 für den Rückenstrecker, unterer Anteil

Der untere Rücken ist zusammen mit der Halswirbelsäule der Hauptbeschwerdebereich der Volkskrankheit Rückenschmerzen. Für dieses wichtige Gebiet wurden 28 spezielle Trainingsübungen gemessen. Davon wurden 12 Übungen in die Rangliste aufgenommen. Bei den nicht in die Rangliste übernommenen Übungen handelt es sich in den meisten Fällen um Ausführungsvarianten der Grundübungen. Im Kommentar der Übungsrangliste und bei der Beschreibung der Übungen werden die dabei gefundenen neuen Erkenntnisse detailliert dargestellt.

Top 12: Rückenstrecker, unterer Anteil (Lendenwirbelsäule)

Rang	Übung	$\bar{x}$R
1	Beinrückheben an der Leg-Curl-Maschine in Bauchlage, Beine gestreckt, mit Endkontraktionen (S. 58)	1,1
2	Rumpfheben waagerecht mit gebeugtem Hüftgelenk (Erektoren-Crunch), Becken gekippt, Arme gestreckt, statisch (S. 71)	3,4
3	Beinrückheben in Bauchlage am Boden, beidbeinig, Beine 90° gebeugt, mit Endkontraktionen (S. 60)	3,8
4	Reverse Flys in Bauchlage auf der Bank mit Kurzhanteln, Oberarme außenrotiert, Arme gestreckt und 135 abgespreizt, mit Endkontraktionen (S. 93)	5,0
5	Rumpfheben in Schräglage am Gerät, Becken gekippt, Arme gestreckt, statisch (S. 72)	6,1
6	Beinrückheben im Stand am Kabelzug, Bein gestreckt, mit Endkontraktionen (S. 67)	7,0
7	Kreuzheben mit Langhantel (S. 76)	7,1
8	Kniebeuge mit Langhantel, Kniegelenkwinkel 70° (S. 79)	7,8
9	Rückenstrecken im Sitz an der Rückenmaschine (S. 74)	7,9

Rang	Übung	x̄ R
10	Beinrückheben in Bauchlage auf der Bank, einbeinig, Bein 90° gebeugt, mit Endkontraktionen (S. 61)	8,7
11	Beckenlift, Kniegelenkwinkel 80°, mit Endkontraktionen (S. 69)	9,1
12	Beinpressen horizontal, Kniegelenkwinkel 50° (S. 81)	10,6

EMG- Rangliste von 12 Übungen für den Geraden Rückenstrecker, unterer Anteil (Lendenwirbelsäule) nach dem durchschnittlichen Rangplatz (x̄ R); n = 10

Top 12: Rückenstrecker, unterer Anteil (Lendenwirbelsäule), graphische Darstellung

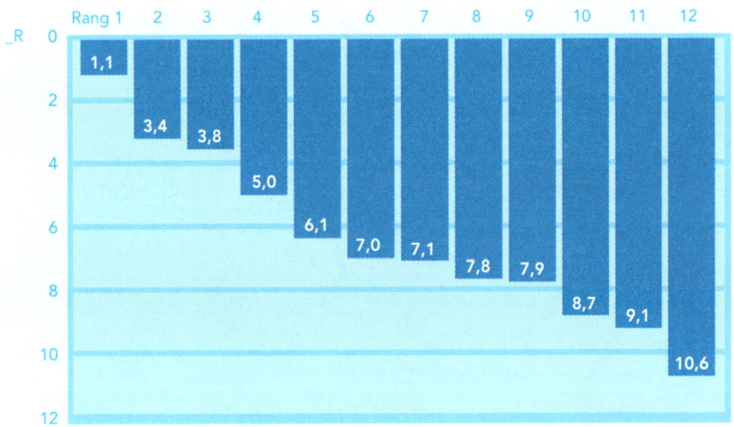

Übersicht: Top 12 für den Rückenstrecker, unterer Anteil (Lendenwirbelsäule)

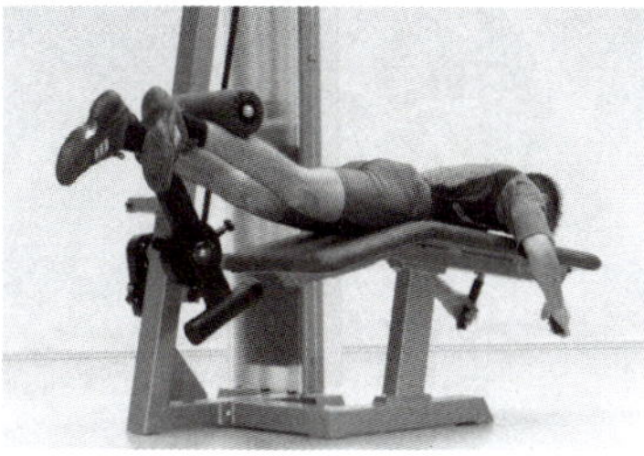

1 Beinrückheben an der Leg-Curl-Maschine in Bauchlage, Beine gestreckt, mit Endkontraktionen

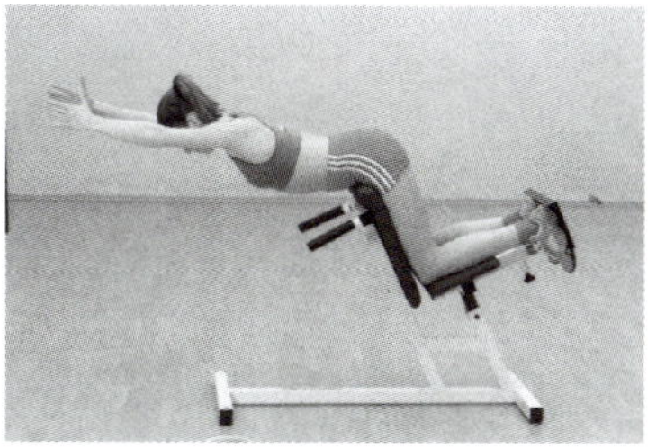

2 Rumpfheben waagerecht mit gebeugtem Hüftgelenk (Erektoren-Crunch), Becken gekippt, Arme gestreckt, statisch

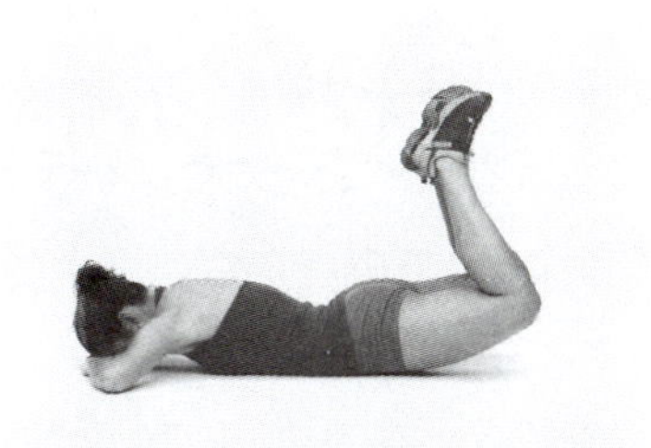

3 Beinrückheben in Bauchlage am Boden, beidbeinig, Beine 90° gebeugt, mit Endkontraktionen

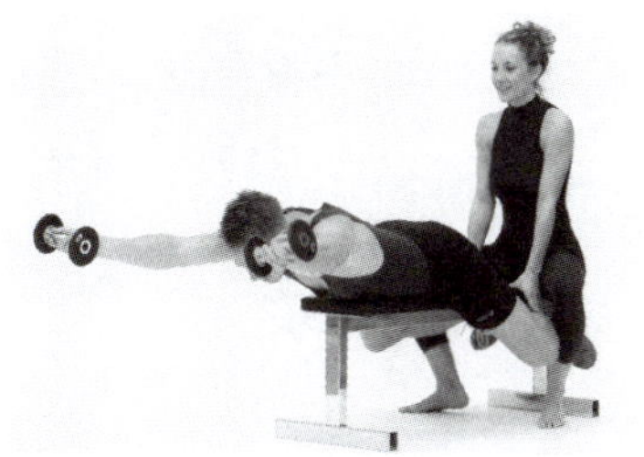

4 Reverse Flys in Bauchlage auf der Bank mit Kurzhanteln, Oberarme außenrotiert, Arme gestreckt und 135° abgespreizt, mit Endkontraktionen

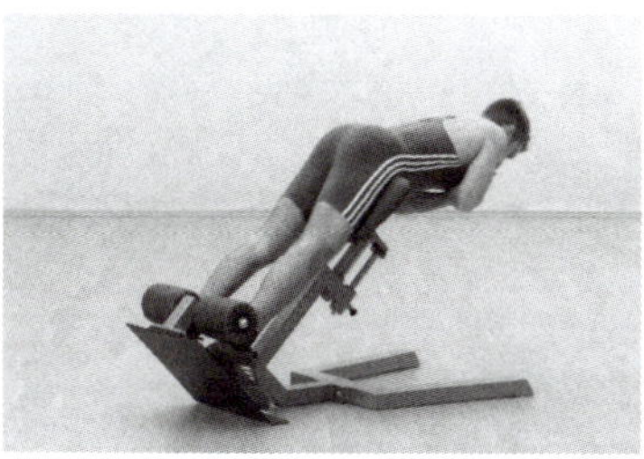

5 Rumpfheben in Schräglage am Gerät, Becken gekippt, Arme gestreckt, statisch

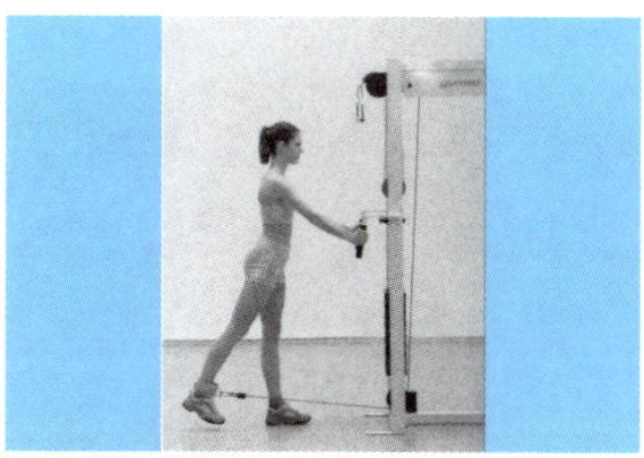

6 Beinrückheben im Stand am Kabelzug, Bein gestreckt, mit Endkontraktionen

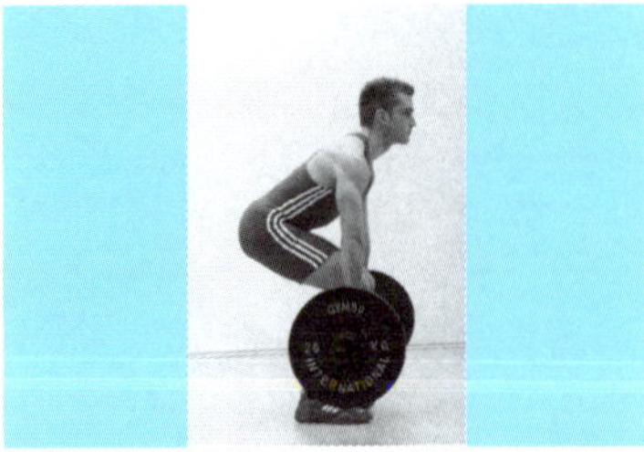

7 Kreuzheben mit Langhantel

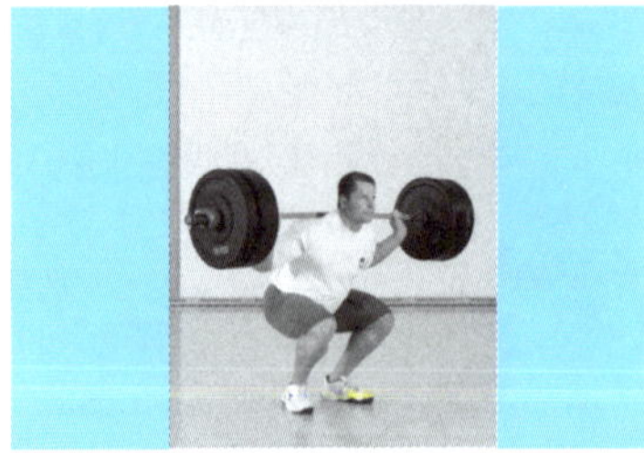

8 Kniebeuge mit Langhantel, Kniegelenkwinkel 70°

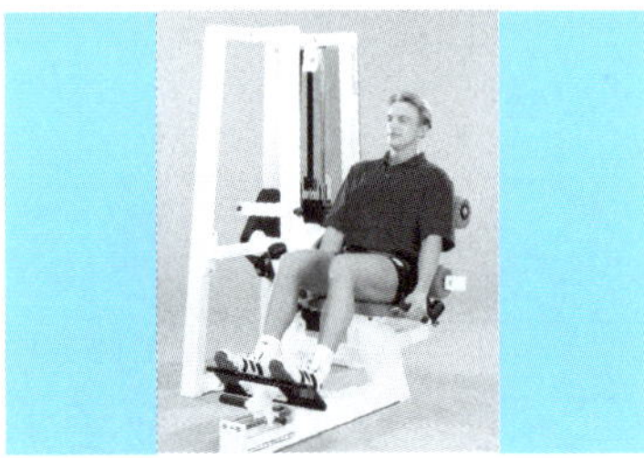

9 Rückenstrecken im Sitz an der Rückenmaschine

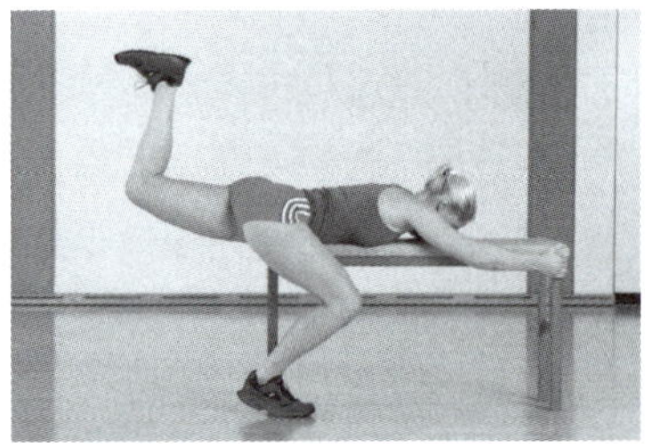

10 Beinrückheben in Bauchlage auf der Bank, einbeinig, Bein 90° gebeugt, mit Endkontraktionen

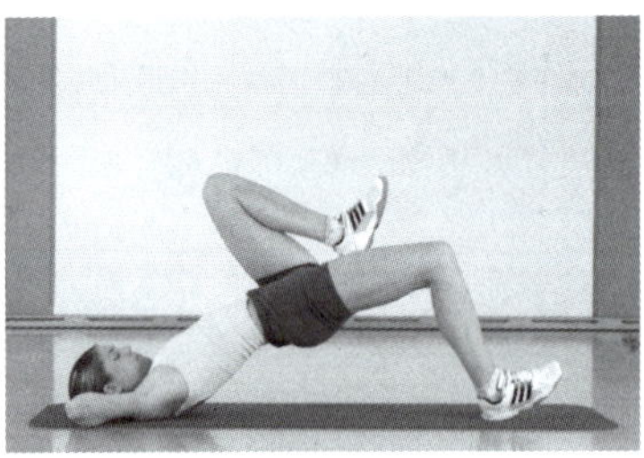

11 Beckenlift, Kniegelenkwinkel 80°, mit Endkontraktionen

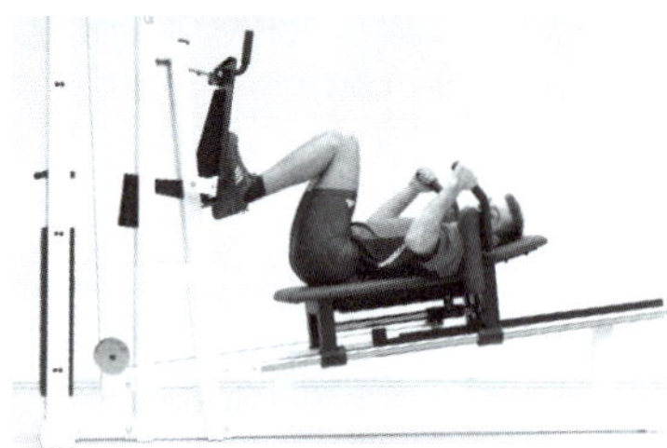

12 Beinpressen horizontal, Kniegelenkwinkel 50°

Kommentar zur Übungsrangliste «Rückenstrecker, unterer Anteil (Lendenwirbelsäule)»

- Die Intensität der Muskelkontraktion nimmt von Übung 1 bis 12 um ca. 60 % ab.
- Je größer der Intensitätsabfall von einer Übung zur nächsten ausfällt, desto stärker unterscheiden sich die Übungen hinsichtlich ihrer Effektivität. Ein großer Intensitätsabfall besteht hier von Übung 1 auf 2 (28 %), 3 auf 4 (13 %) und 11 auf 12 (12 %).
- Übungen mit nahe beieinander liegenden Rangplatzwerten weisen dagegen vergleichbar hohe Intensitäten auf und sind deshalb als nahezu gleichwertig anzusehen. Dies gilt hier für die Übungen 2 und 3, 6 und 7, 8 und 9 sowie 10 und 11.
- Die Übung «Beinrückheben an der Leg-Curl-Maschine in Bauchlage, Beine gestreckt, mit Endkontraktionen» ist eindeutig die Top-Übung für den unteren Anteil des Rückenstreckers.
- Varianten der Übungen Beinrückheben und Rumpfheben erzielen die höchsten Muskelspannungen und trainieren den unteren Rückenstrecker am intensivsten (Rangplätze 1–6, 9–11). Bei diesen Übungen wird die Möglichkeit, die Lendenwirbelsäule aktiv zu lordosieren (ins Hohlkreuz ziehen), unterstützt durch die Überstreckung des Hüftgelenks und die Beckenkippung. Der lange Hebel der gestreckten Beine bzw. des Rumpfes und der vorgestreckten Arme stellt einen hohen Widerstand (Gewicht) dar. Das hervorragende Ergebnis der Übung «Beinrückheben am Boden, beidbeinig, Beine 90° gebeugt, mit Endkontraktionen» (Platz 3) zeigt, dass die maximale Überstreckung der Lendenwirbelsäule aus eigener Kraft neben der zu bewältigenden Last das ausschlaggebende Kriterium für die Effektivität der Übung darstellt.
- Wie mehrere direkte Übungsvergleiche im Rahmen der 28 gemessenen Übungen zeigen, ist eine Übungsausführung mit aktiver Überstreckung der Lendenwirbelsäule deutlich effektiver als eine Übungsausführung ohne kraftvolle Hyperlordosierung. Dies gilt für alle Varianten des Beinrück- und Rumpfhebens.
- Beinrückhebeübungen sind gleichzeitig sehr gute Komplexübungen, weil sie für den Großen Gesäßmuskel ebenfalls die Top-Übungen darstellen und auch die ischiocrurale Muskulatur (Oberschenkelrückseite) mittelmäßig intensiv beanspruchen.
- Die zweite Gruppe von Übungen beinhaltet Varianten der Übungen Kreuzheben, Kniebeuge, Beinpressen. Die Stabilisierung der Wirbelsäu-

le erzeugt bei dem Einsatz der hohen Gewichte zwar starke isometrische Haltespannungen, eine aktive Hyperlordosierung der Lendenwirbelsäule gegen Widerstand erfolgt jedoch nicht. Deshalb erreichen diese Übungen nur die Plätze 7, 8, 12.

- Die Übung «Reverse Flys in Bauchlage auf der Bank mit fixierten Beinen, mit Kurzhanteln, Oberarme außenrotiert, Arme gestreckt und 135° abgespreizt, mit Endkontraktionen» (Platz 4) kann für den unteren Rücken als eine Variante des Rumpfhebens mit langem Hebel und Zusatzgewicht angesehen werden. Die Normalvariante der Reverse Flys mit gebeugten, innenrotierten Armen und Kurzhanteln landet in der Rangliste von 28 Übungen nur auf Platz 20.
- Die Übung «Beckenlift» (Platz 11) ist eine Kombination des Beinrück- bzw. Rumpfhebens in anderer Ausgangsposition (Rückenlage). Sie ist ebenfalls eine gute Komplexübung für die Muskulatur der Oberschenkelrückseite, den Großen Gesäßmuskel und den unteren Rückenstrecker.
- Die Übung «Rückenstrecken im Sitz an der Rückenmaschine» weist die größten Aktivierungsunterschiede der 10 Probanden auf (hohe Standardabweichung). Dies bedeutet, dass eine Übungsausführung mit Betonung einer Überstreckung der Lendenwirbelsäule gegen den Maschinenwiderstand sowie eine exakte Einstellung der Maschinendrehachse einer genauen Anleitung durch geschulte Trainer bedarf und eine nicht optimale Übungsausführung hier besonders häufig vorkommt.
- Folgende Einzelergebnisse konnten ermittelt werden:
  - Rumpfheben in waagerechter Körperlage ist intensiver als Rumpfheben in Schräglage. Dennoch stellt für die meisten Menschen die Übung in Schräglage eine völlig ausreichende Intensität sicher.
  - Das Rumpfaufrichten mit 90° gebeugtem Hüftgelenk (Erektoren-Crunch) ist dem Rumpfheben mit gestrecktem Körper überlegen.
  - Das Beinrückheben beidbeinig ist intensiver als die einbeinige Variante.
  - Das Beinrückheben mit mehr als 90° gebeugten Beinen aktiviert den unteren Rückenstrecker stärker als eine Übungsausführung mit gestreckten Beinen.
  - Bei der Übung Beckenlift führt ein großer Kniegelenkwinkel zu höheren Muskelspannungen des Rückenstreckers als ein kleiner Kniegelenkwinkel.
  - Endkontraktionen intensivieren die Übungsausführung aller Übungen erheblich.

Die besten Übungen im Detail

Es gibt eine Fülle sehr effektiver Übungen für den unteren Teil des Geraden Rückenstreckers. Vorweg geben wir Ihnen einige wichtige **Trainingstipps**, die fast alle Übungen betreffen.

- Die Aktivierung nimmt umso mehr zu, je stärker die Lendenwirbelsäule aus eigener Kraft ins Hohlkreuz (Hyperlordose) gezogen wird. Eine Überstreckung kann durch die Rückführung der Beine und/oder des Oberkörpers erfolgen. In der Sportpraxis wird eine Bewegungsausführung, die in ein starkes Hohlkreuz führt, häufig vermieden, da ein Zusammenhang zwischen der Hyperlordosierung (starke Hohlkreuzbildung) der Lendenwirbelsäule und Rückenbeschwerden angenommen wird, welche bei gesunden Personen bisher aber empirisch nicht belegt ist. Die Frage, wie stark in die Lordosierung hineintrainiert werden darf, lässt sich pauschal nicht beantworten, sondern hängt von den individuellen Voraussetzungen des Trainierenden ab. Gewichts- oder Partnerwiderstände können bei gestrecktem Hüftgelenk eine fehlende Überstreckung nur zum Teil kompensieren.
- Eine verstärkte Lordosierung kann auch durch einbeinige Übungsausführung bei gleichzeitigem Anziehen eines Beines unter den Körper (Aufrichten des Beckens) vermieden werden, wobei allerdings die Aktivierung des unteren Teils des Rückenstreckers etwas abnimmt.
- Entgegen der gängigen Meinung ist eine aktive Lordosierung der Lendenwirbelsäule mit eigener Muskelkraft und ohne Schwung in den meisten Fällen durchaus empfehlenswert und kann dazu beitragen, Rückenbeschwerden zu lindern. In Einzelfällen können Rückenschmerzen jedoch durch diese Übungen verstärkt werden. Prüfen Sie deshalb selbst, ob Sie damit positive Effekte erreichen, oder ob Übungen mit Überstreckung der Lendenwirbelsäule für Sie nicht empfehlenswert sind.
- Achten Sie auf eine gleichmäßige Atmung während des Bewegungsablaufs. Die Gefahr der Pressatmung ist bei Übungen für den unteren Teil des Geraden Rückenstreckers besonders groß, da die meisten Übungen hohe statische Anteile aufweisen.
- Im unteren Rücken kann es während der Übungsausführung zu Verkrampfungen kommen. In diesem Fall oder bei Schmerzen sollten Sie die Übung beenden.

Um die zahlreichen Übungen für den unteren Rücken übersichtlich darzustellen, werden sie in drei Gruppen eingeteilt.

1. **Beinrückhebeübungen**: Übungen, bei denen ein Bein oder beide Beine mit oder ohne Zusatzgewicht nach hinten in die (Über-)Streckung geführt werden.
2. **Rumpfhebeübungen**: Übungen, bei denen die Beine in der Regel fixiert sind und der Rumpf ohne oder mit zusätzlichem Widerstand angehoben wird.
3. **Kniebeugevarianten**: Übungen, bei denen schwere Gewichte bewältigt werden können (z.B. Kreuzheben, Beinpressen, Kniebeuge) und die Rückenmuskulatur erhebliche Stabilisierungsarbeit leisten muss. Gleichzeitig werden andere Muskelgruppen wie z.B. die Oberschenkelvorderseite und die Gesäßmuskulatur intensiv gekräftigt.

1. Beinrückhebeübungen

Beinrückheben an der Beinbeugemaschine (Leg-Curl-Maschine)

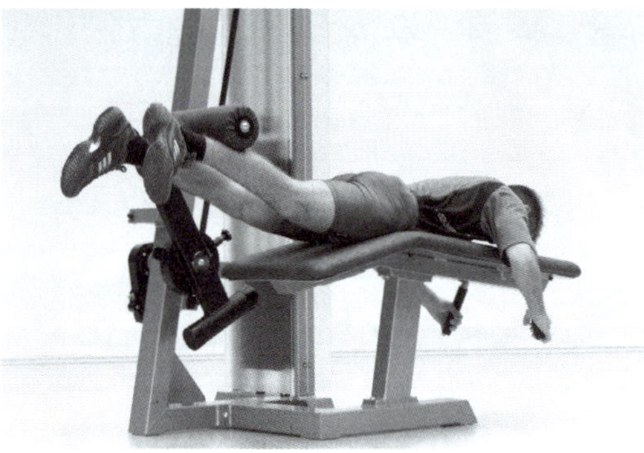

Beinrückheben an der Leg-Curl-Maschine mit gestreckten Beinen

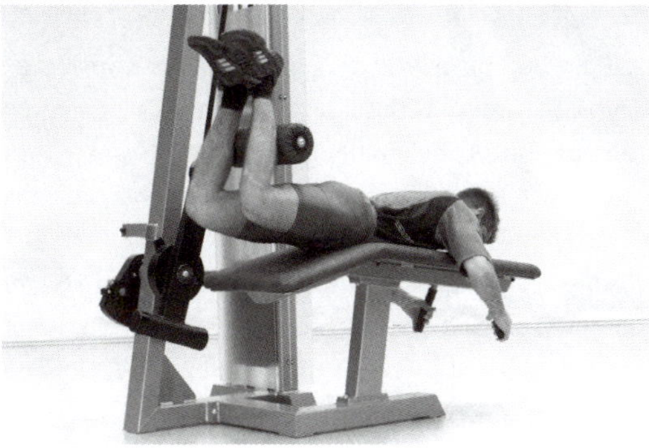

Beinrückheben an der Leg-Curl-Maschine mit gebeugten Beinen

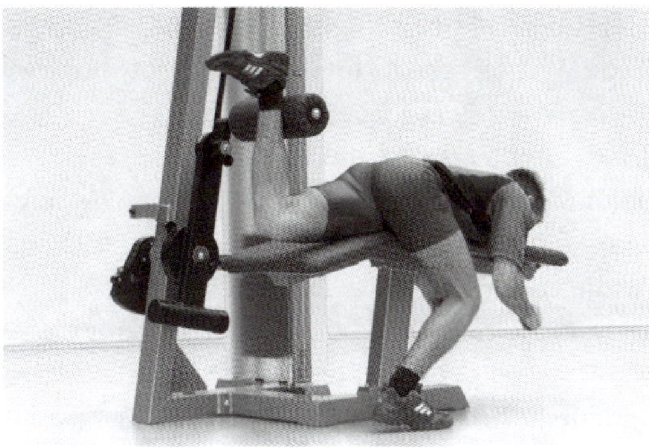

Beinrückheben einbeinig an der Leg-Curl-Maschine

EFFEKTIVITÄT

- Die absolute Top-Übung für den unteren Rückenstrecker ist das Beinrückheben mit gestreckten Beinen und Endkontraktionen an der Beinbeugemaschine (Platz 1, s. S. 51). Die Übungsvariante mit leichtem Beugen und Strecken des Kniegelenks (Teilbewegungen) ist ebenfalls sehr intensiv, ebenso wie die einbeinige Variante. Die Übung ist eine ausgezeichnete Komplexübung.
- Die Übungen mit Rückheben der gestreckten Beine sind gleichzeitig auch die Top-Übungen für den Großen Gesäßmuskel.
- Die Ausführung mit Beugen und Strecken der Kniegelenke ist zudem die Top-Übung für die Oberschenkelrückseite.

ÜBUNGSAUSFÜHRUNG

- Legen Sie sich in Bauchlage auf die Maschine, sodass sich die Knie knapp unterhalb der Polsterung befinden. Da die Beinbeugemaschinen nicht für eine Übungsausführung mit Anheben der Oberschenkel konstruiert sind (es gibt bisher leider noch keine optimale Maschinenkonstruktion), wählen Sie die Position der Fußpolster so, dass diese direkt auf den Fersen liegen. Bei der Übungsausführung verschiebt sich dabei das Polster nach vorne in die korrekte Position. Wenn es die Geräteeinstellung ermöglicht, sollten Sie die Bewegung mit leicht gebeugten Kniegelenken beginnen.
- Heben Sie jetzt die Oberschenkel von der Unterlage ab (Beinrückheben) und heben und senken Sie die Beine mit kleiner Bewegungsamplitude nahe am Bewegungsendpunkt (Endkontraktionen).
- Bei der Variante mit Anbeugen der Beine werden die Beine bei abgehobenen Oberschenkeln im Wechsel gebeugt und fast wieder gestreckt, wobei die Oberschenkel die ganze Zeit abgehoben bleiben.
- Bei Personen mit schwacher unterer Rückenmuskulatur kann es zu Verspannungen oder Verkrampfungen in der unteren Rückenmuskulatur kommen. In diesem Fall sollte der untere Rückenstrecker zunächst mit weniger intensiven Übungen auftrainiert werden.
- Je nach Maschinentyp kann die Übung auch einbeinig durchgeführt werden. Ein Fuß wird dabei neben der Maschine in einem Ausfallschritt nach vorne gesetzt. Dadurch wird das Becken aufgerichtet und die Belastung des unteren Rückens vermindert.

Beinrückheben in Bauchlage auf der Bank bzw. am Boden

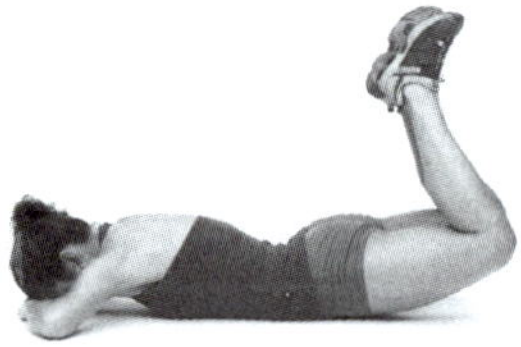

1 Beinrückheben gebeugt am Boden, beidbeinig

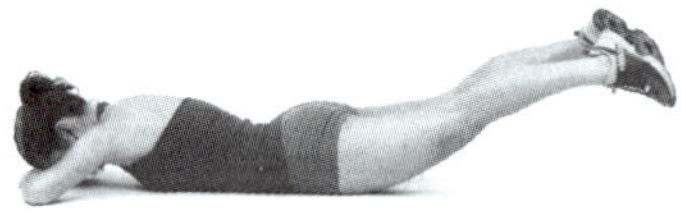

2 Beinrückheben gestreckt am Boden, beidbeinig

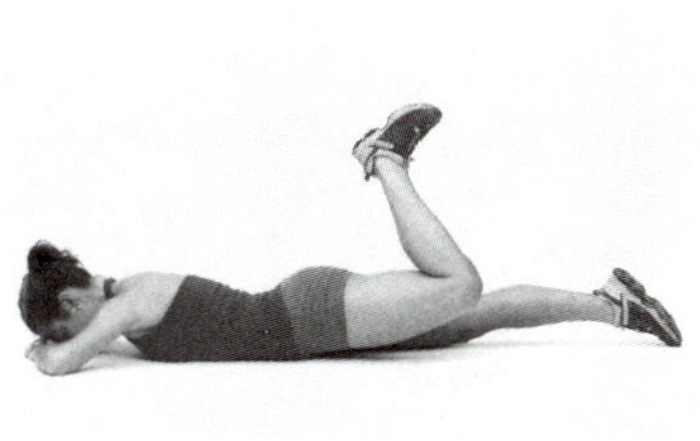

3 Beinrückheben gebeugt
am Boden, einbeinig

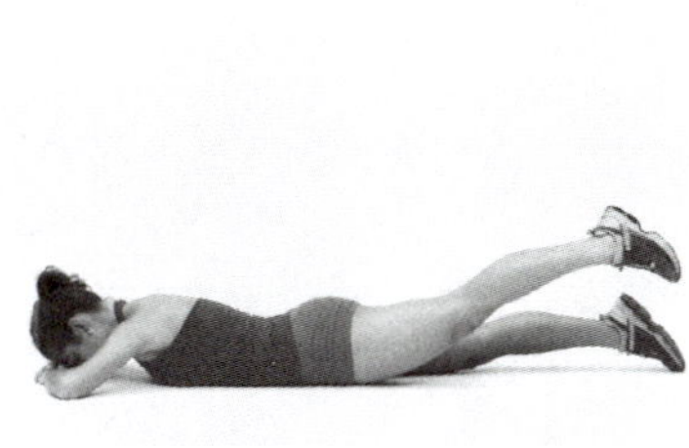

4 Beinrückheben gestreckt
am Boden, einbeinig

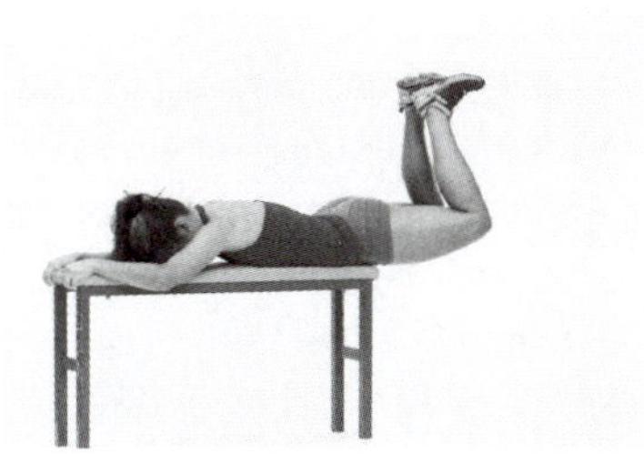

5 Beinrückheben gebeugt auf der
Bank, beidbeinig

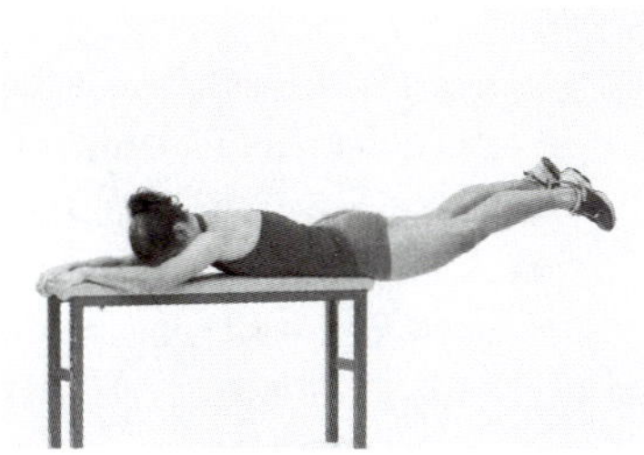

6 Beinrückheben gestreckt auf der
Bank, beidbeinig

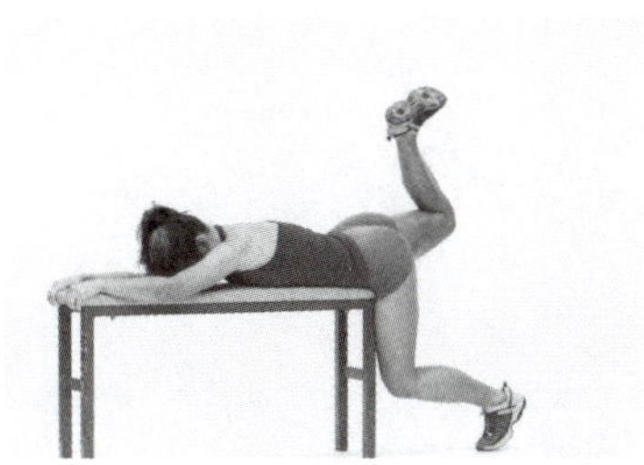

7 Beinrückheben gebeugt auf der
Bank einbeinig

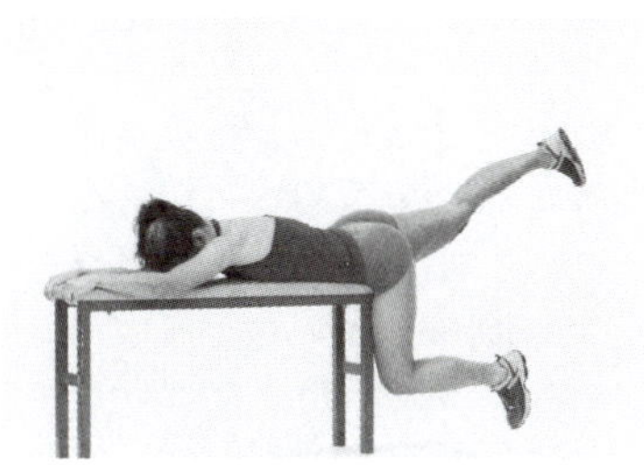

8 Beinrückheben gestreckt auf der
Bank einbeinig

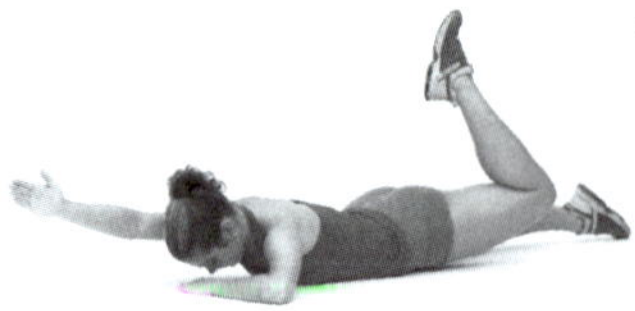

9 Beinrückheben einbeinig gebeugt, kombiniert mit Vorhoch-Heben des Gegenarms

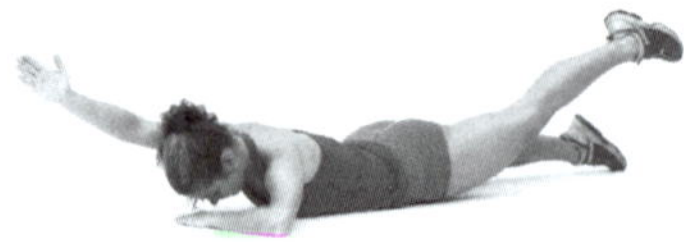

10 Beinrückheben einbeinig gestreckt, kombiniert mit Vorhoch-Heben des Gegenarms

EFFEKTIVITÄT

- Die Übung Beinrückheben beidbeinig am Boden oder auf der Bank mit gebeugten Beinen und Endkontraktionen ist zusammen mit dem Erektoren-Crunch die Top-Übung ohne Gerät für den unteren Rückenstrecker (Platz 3, s. S. 51) Deutlich weniger intensiv als die Top-Übungen ist die einbeinige Variante mit gebeugtem Bein auf der Bank (Platz 10).
- Die Übungsausführung mit gestreckten Beinen ist eine gute Alternative, die den unteren Rückenstrecker allerdings etwas weniger aktiviert.
- Alle Varianten aktivieren neben dem unteren Rückenstrecker sehr intensiv den Großen Gesäßmuskel sowie mittel intensiv die Oberschenkelrückseite.
- Endkontraktionen erhöhen die Aktivierung zusätzlich. Das gleiche gilt für Partnerwiderstand (Gegendruck) auf das Bein.

ÜBUNGSAUSFÜHRUNG

- Legen Sie sich in Bauchlage auf eine Flachbank und heben Sie beide Beine ab. Fixieren Sie den Oberkörper durch den Griff der Hände vorne an der Bankkante.
- Wenn Sie die Kniegelenke um mehr als 90° beugen, ist die Übung besonders intensiv. Versuchen Sie das Hüftgelenk zu überstrecken. Kleine Hubbewegungen (Endkontraktionen) sind hoch wirksam.
- Die gleiche Bewegungsausführung gilt auch für die Variante am Boden. Eine weitere Variante ist die einbeinige Ausführung mit gebeugtem (intensiver) bzw. gestrecktem Bein. Zusätzlich kann der Gegenarm vorwärtshoch gehoben werden, wobei die Handfläche noch oben zeigt. Dadurch werden zusätzlich der Deltamuskel und der obere Rücken gekräftigt.

- Alle einbeinigen Varianten können auch mit aufgerichtetem Becken durchgeführt werden. Dazu ziehen Sie ein Bein unter den Körper. Dadurch wird das Hohlkreuz aufgehoben, was für Personen günstig ist, die bei den beidbeinigen Varianten mit Hohlkreuzbildung Rückenschmerzen verspüren. Allerdings ist die Übungsintensität für den unteren Rücken deutlich geringer.

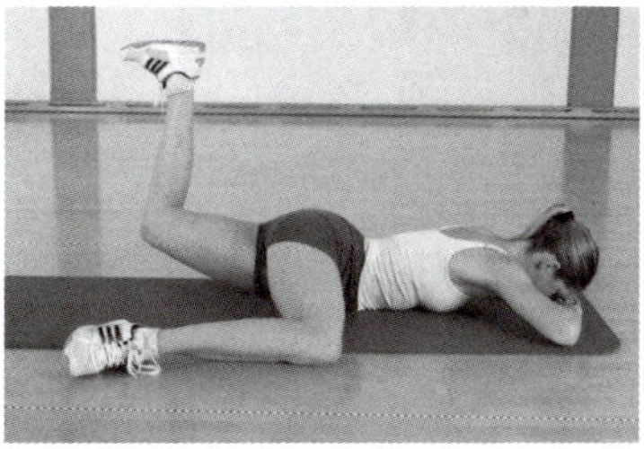

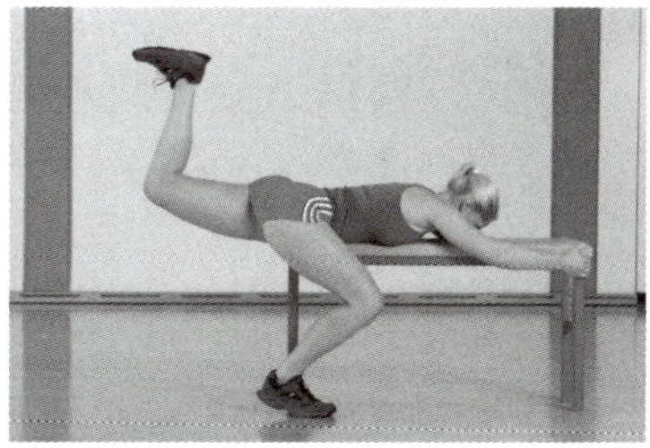

BESONDERE ÜBUNGSVARIANTEN

- Eine hohe Aktivierung erzielen Sie auch durch Partnerwiderstand auf den Fußsohlen. Der Widerstand wird durch «Sitz» auf der Fußsohle oder durch Druck mit den Händen erreicht.

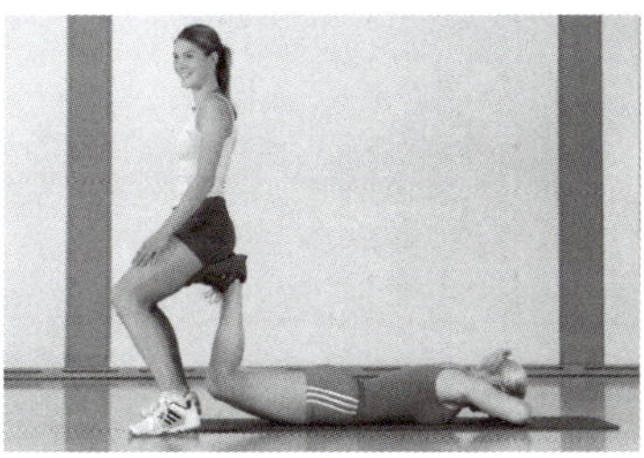

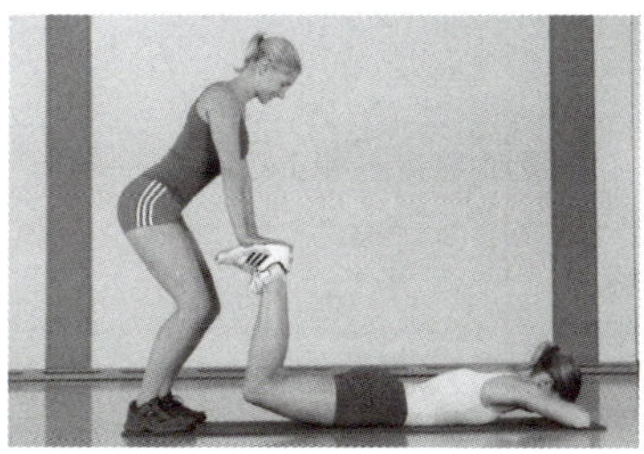

- Es bieten sich weitere beidbeinige Übungsvarianten an, z. B. in Bauchlage «Kraulbeinschlagbewegungen» aus der Hüfte mit gestreckten Kniegelenken, Öffnen und Schließen der gestreckt abgehobenen Beine oder Abheben der Beine mit einem zwischen die Füße geklemmten Gymnastikball, wobei zusätzlich der Partner dosiert Druck auf den Ball ausüben kann.
- Bei den Übungen auf der Bank schließt die Hüfte mit dem Bankende ab.
- Halten Sie bei den Übungen in Bauchlage den Kopf in Verlängerung der Wirbelsäule oder legen Sie die Stirn auf den Boden bzw. die Hände ab.

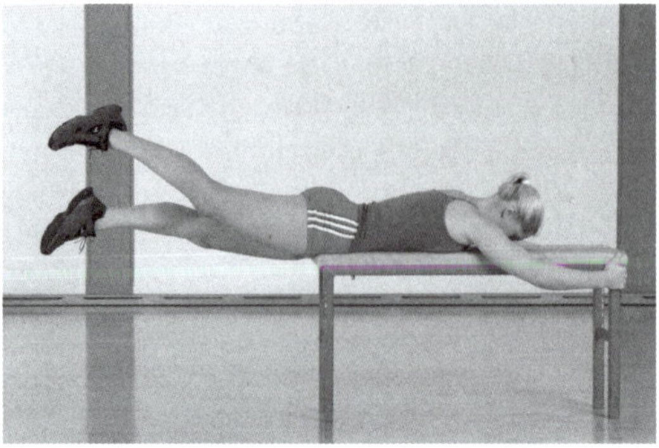

Beinrückheben Kraulbeinschlag auf der Bank

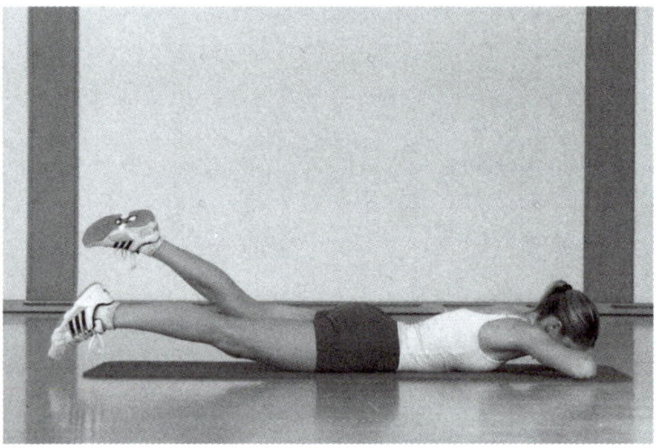

Beinrückheben Kraulbeinschlag am Boden

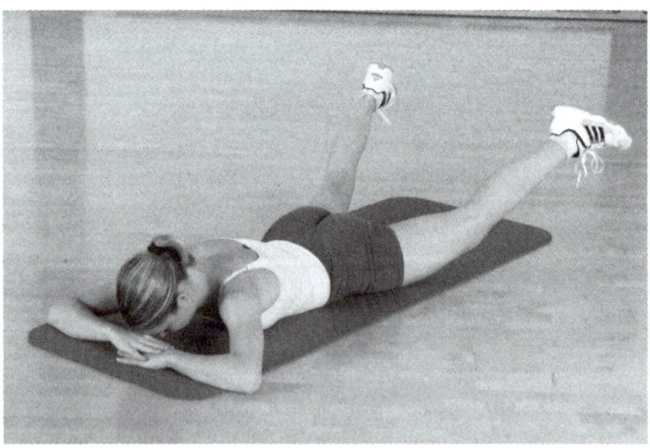

Öffnen und Schließen der Beine am Boden

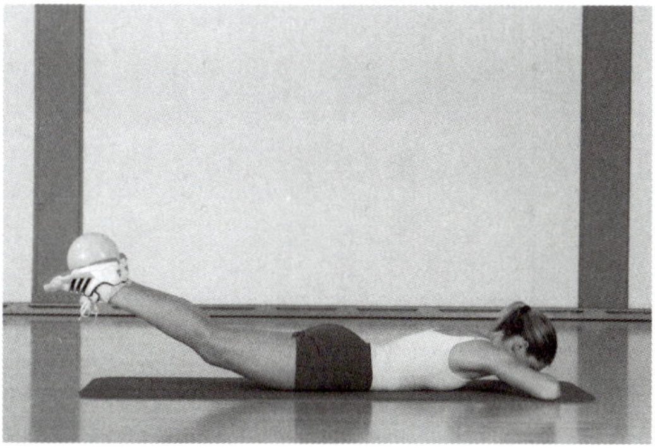

Beinrückheben mit eingeklemmtem Ball

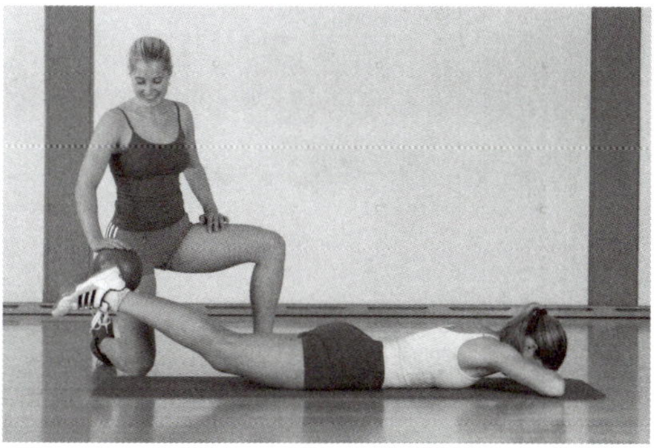

Beinrückheben mit Ball und Partnerwiderstand

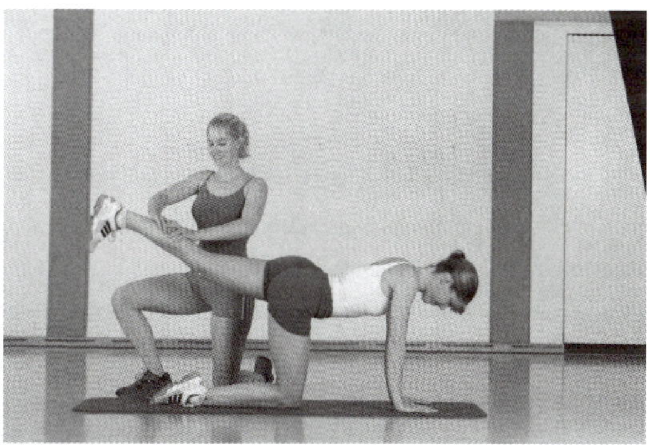

Beinrückheben mit Partnerwiderstand in Bankstellung

Beinrückheben im Unterarmstütz oder in der Bankstellung

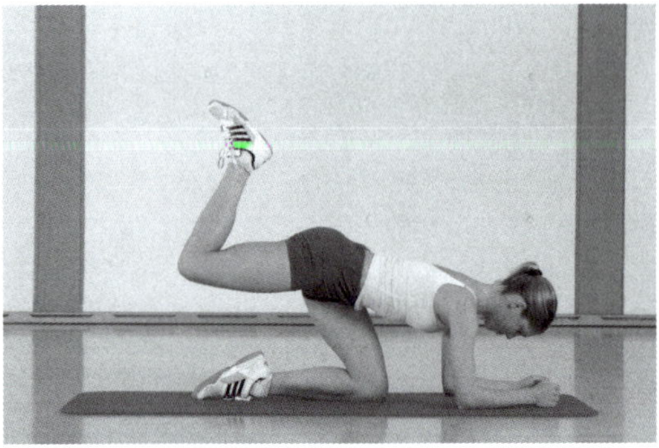

Beinrückheben Unterarmstütz

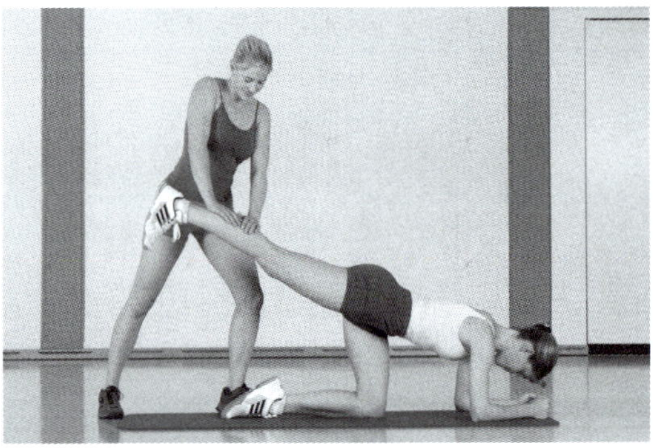

Beinrückheben mit Partnerwiderstand

EFFEKTIVITÄT

- Das Beinrückheben im Unterarmstütz ist vor allem dann intensiv, wenn es mit Endkontraktionen durchgeführt wird. Die schwierige Fixierung des Körpers reduziert allerdings die Übungsintensität.
- Die Übung aktiviert zudem den Großen Gesäßmuskel hoch intensiv. Die Ausführungsvariante mit gebeugtem Bein ist zusätzlich wirksam für die Muskulatur der Oberschenkelrückseite.
- Partnerwiderstand am Oberschenkel oder auf der Fußsohle führt zu einer zusätzlichen Intensivierung.

ÜBUNGSAUSFÜHRUNG

- Gehen Sie in den Unterarmstütz. Heben Sie das Trainingsbein mit 90° gebeugtem Kniegelenk maximal weit nach oben und führen Sie kleine Teilbewegungen am Bewegungsendpunkt aus (Endkontraktionen).
- Der Partner kann an der Fußsohle und/oder am Oberschenkel Widerstand geben.

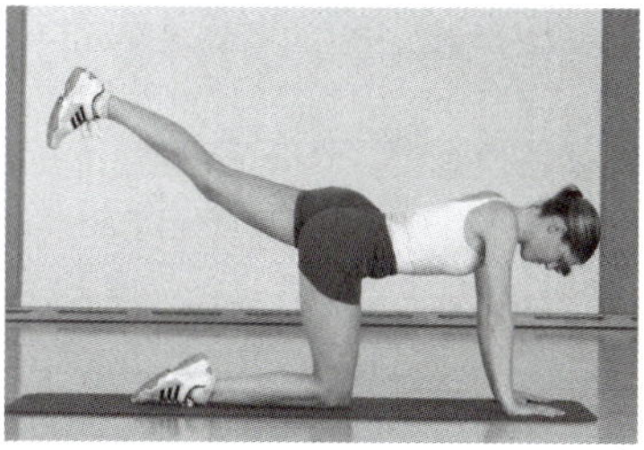

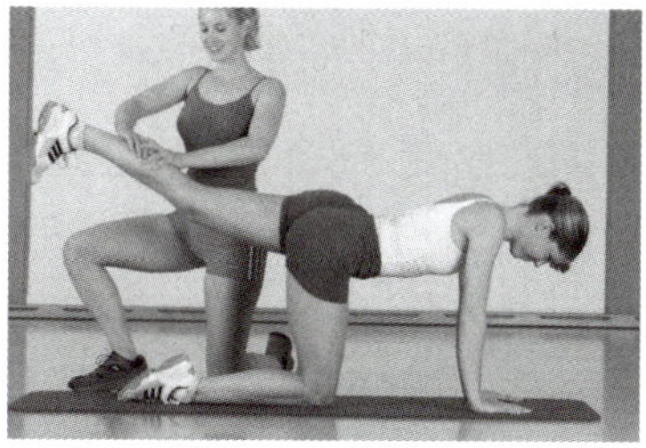

Eine Variante ist die Übungsausführung in der Bankstellung. Bei Überstreckung des Hüftgelenks verstärkt sich die Lordose der Lendenwirbelsäule und die Aktivierung nimmt zu. Der Partner kann Widerstand am Oberschenkel geben.

Beinrückheben am Kabelzug

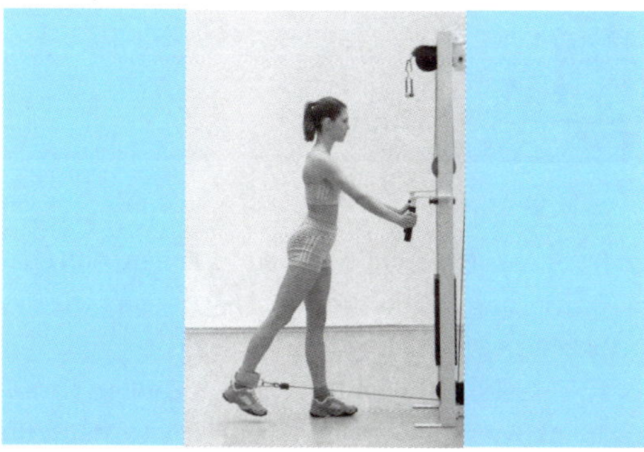

EFFEKTIVITÄT

- Das Beinrückheben am Kabelzug ist eine intensive Trainingsvariante für den unteren Rückenstrecker (Platz 6, s. S. 51); Sie bleibt aber in der Intensität dennoch deutlich hinter der Top-Übung zurück. Die Übung führt zusätzlich zu einer hohen Aktivierung des Großen Gesäßmuskels und zu einer geringen Beanspruchung der Oberschenkelrückseite.

- Endkontraktionen erhöhen die Effektivität erheblich.

ÜBUNGSAUSFÜHRUNG

- Stellen Sie sich vor eine Kabelzugmaschine und befestigen Sie eine Fußschlaufe am Knöchel des Trainingsbeines. Fixieren Sie den Körper, indem Sie sich mit den Händen an der Maschine festhalten. Das Standbein ist leicht gebeugt.
- Führen Sie das Trainingsbein bei aufrechter Körperhaltung nach hinten in die Überstreckung. Sie können das Training intensivieren, indem Sie mit kleiner Bewegungsamplitude und Betonung der Überstreckung (Endkontraktionen) trainieren.

Beinrückheben an der Hüftpendelmaschine

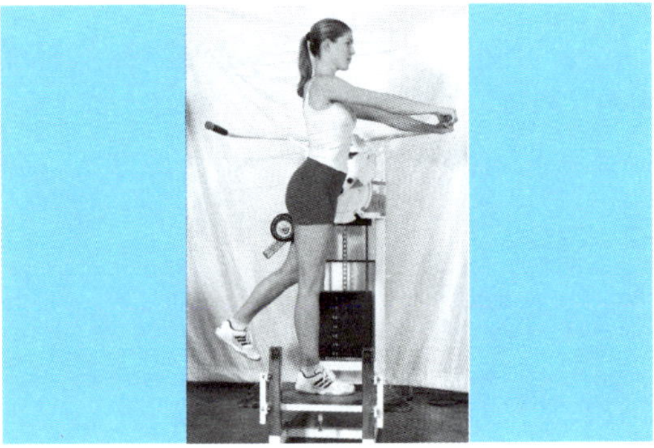

EFFEKTIVITÄT

- Die Variante mit gestrecktem Bein und Endkontraktionen führt zu einer ähnlich hohen Aktivierung des unteren Rückenstreckers wie das Beinrückheben am Kabelzug.
- Zusätzlich kommt es zu einem intensiven Training des Großen Gesäßmuskels. Die zusätzliche Aktivierung der Oberschenkelrückseite ist im Vergleich zu den Spezialübungen für diese Muskelgruppe gering.
- Endkontraktionen steigern die Effektivität.

ÜBUNGSAUSFÜHRUNG

- Stellen Sie sich so auf die höhenverstellbare Plattform, dass sich Ihr Hüftgelenk auf Höhe der Drehachse der Maschine befindet. Das Widerstandspolster sollte, falls möglich, unmittelbar oberhalb des Kniegelenks ansetzen.

- Stemmen Sie mit aufrechtem Oberkörper ihre Arme gegen die Haltestange und spannen Sie die Rumpfmuskulatur an (Stabilisierung des Körpers).
- Führen Sie das Trainingsbein gegen den Widerstand des Hüftpendels nach hinten in die Überstreckung. In der Endstellung befindet sich das Trainingsbein hinter dem Standbein (ca. 10°). Bei der sehr effektiven Variante Beinrückheben gestreckt mit Endkontraktionen wird nur mit einer sehr kleinen Bewegungsamplitude trainiert und das Trainingsbein kontinuierlich hinter dem Standbein gehalten. Der Bewegungsschwerpunkt liegt in der Betonung der Überstreckung.
- Während der gesamten Bewegung sollten Sie den Körper optimal stabilisieren und auf einen aufrechten Oberkörper achten. Neigen Sie den Rumpf nicht nach vorne, sondern halten Sie ihn unbeweglich aufrecht.

Beckenlift

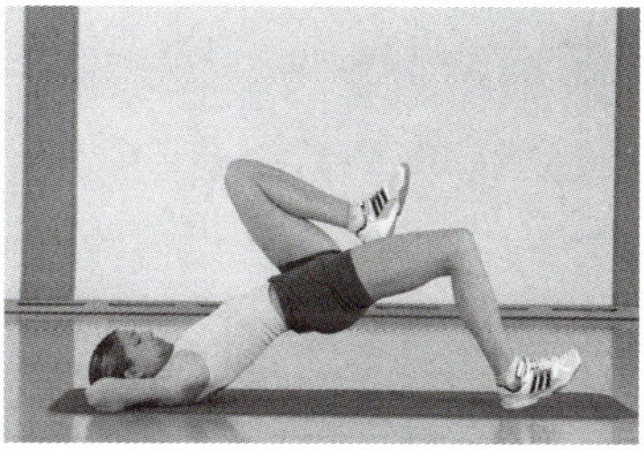

kleiner Winkel im Kniegelenk, ca. 80°

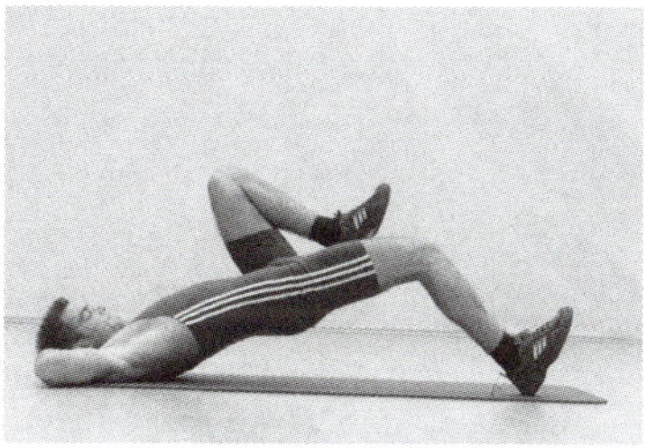

großer Winkel im Kniegelenk 120°

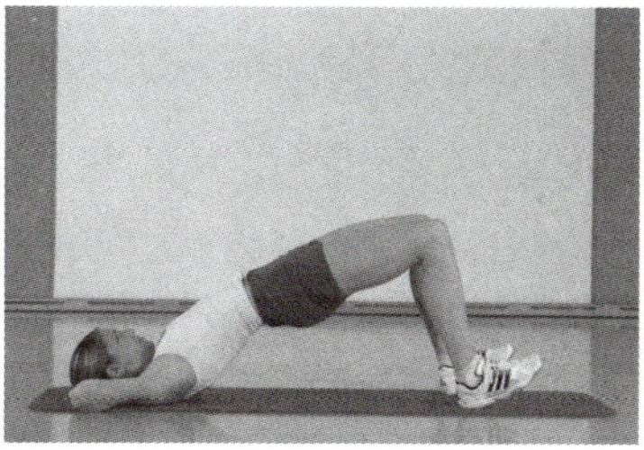

Beidbeinig, ca. 80°

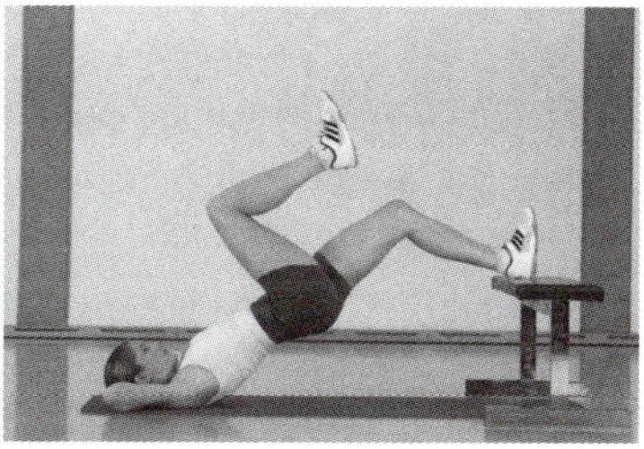

Beckenlift mit der Ferse auf einer Erhöhung

EFFEKTIVITÄT

- Der Beckenlift ist eine mittelintensive Übung ohne Gerät zur Kräftigung des unteren Rückens (Platz 11, s. S. 52). Sie ist zusätzlich die Top-Übung ohne Gerät für die Oberschenkelrückseite und auch intensiv für den Großen Gesäßmuskel.
- Je größer der Kniewinkel des Trainingsbeines gewählt wird, d. h. je weiter der Fuß vom Gesäß weggesetzt wird, desto intensiver wird die Übung.
- Ein aktiver Fersenzug erhöht die Aktivierung erheblich.
- Die beidbeinige Variante ist weniger intensiv.

ÜBUNGSAUSFÜHRUNG

- Ziehen Sie in Rückenlage ein Bein maximal zur Brust, um das Becken aufzurichten. Setzen Sie das andere Bein mit der Ferse auf und ziehen Sie die Fußspitzen an. Die Hände liegen hinter dem Kopf.
- Drücken Sie die Ferse in den Boden und heben und senken Sie das Becken im Wechsel, ohne das Gesäß wieder auf den Boden abzulegen.
- Eine zusätzliche intensive Aktivierung kann durch Fersenzug, maximales Abheben des Beckens und aktives Anziehen des Spielbeins erfolgen. Hierbei führen Sie während der Übungsausführung die drei Bewegungen aktiv aus:
  1. Sie ziehen während der Beckenhebung die Ferse zusätzlich intensiv in Richtung Gesäß (Fersenzug).
  2. Gleichzeitig (über-)strecken Sie das Hüftgelenk aktiv, d. h., sie schieben die Hüfte maximal nach oben (Endkontraktionen).
  3. Zusätzlich richten Sie Ihr Becken aktiv auf, indem Sie versuchen, beim Beckenheben das freie Bein jeweils noch näher an den Rumpf zu ziehen.

  Die Koordination dieser drei zum Teil gegensätzlichen Bewegungen ist schwierig und benötigt eine längere Übungsphase.
- Bei der leichteren beidbeinigen Variante drücken Sie beide Fersen in den Boden. Sie verzichten dabei auf das aktive Aufrichten des Beckens, können jedoch durch einen beidbeinigen Fersenzug dennoch eine hohe Effektivität erreichen.
- Achtung! Besonders bei der einbeinigen Variante mit Fersenzug kann es vor allem im unaufgewärmten Zustand zum Muskelkrampf in der Oberschenkelrückseite kommen. Führen Sie deshalb vorher einige weniger intensive Übungswiederholungen für diese Muskelgruppe aus, bevor Sie sich an die hoch intensiven Varianten heranwagen.

2. Rumpfhebeübungen

Erektoren-Crunch

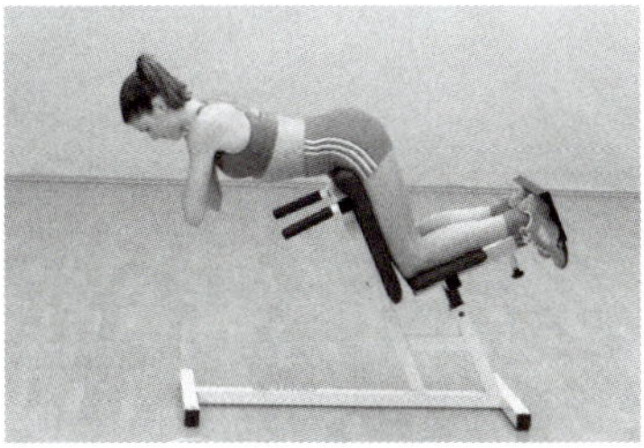

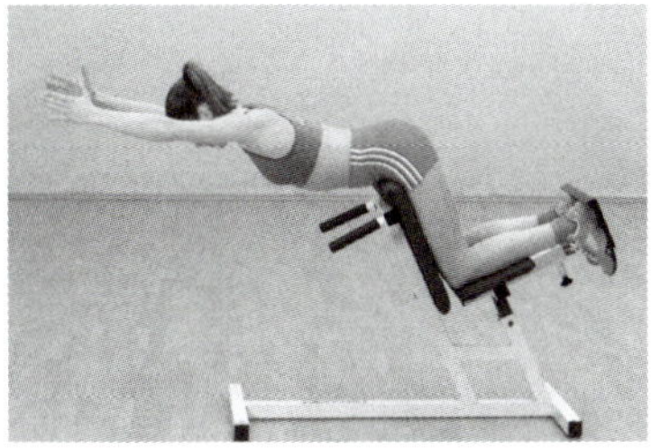

EFFEKTIVITÄT

- Der Erektoren-Crunch ist die Top-Übung ohne Gerät für den unteren Anteil des geraden Rückenstreckers (Platz 2, s. S. 51)
- Durch ein Strecken der Arme nach vorne (Verlängerung des Hebelarms) kann die Intensität ebenso erhöht werden wie durch eine Übungsdurchführung mit einem Zusatzgewicht. Sie erreichen die höchste Intensität, wenn Sie (leichte) Gewichte in den waagerecht nach vorne gestreckten Armen halten.

ÜBUNGSAUSFÜHRUNG

- Fixieren Sie Ihre Füße im Kniestand im Trainingsgerät. Durch die Position im Gerät ist Ihr Hüftgelenk in gebeugter Stellung.
- Kippen Sie das Becken, d. h., versuchen Sie, möglichst stark ins Hohlkreuz zu ziehen, wobei der Rumpf in waagerechter Position gehalten wird. Ein zu starkes Hohlkreuz ist aufgrund der Ausgangsstellung mit 90° gebeugtem Hüftgelenk nicht möglich. Die Bewegungsamplitude ist minimal, sodass sich fast eine statische Halteübung ergibt.
- Die Kraftentfaltung erfolgt fast ausschließlich im Bereich der Rückenmuskulatur, da im Gegensatz zu der Übung Hyperextension der Große Gesäßmuskel und die Oberschenkelrückseite hier wegen der Beugung im Hüftgelenk nicht wirksam eingesetzt werden können.
- Eine Ausführungsvariante besteht darin, dass Sie während der Übung die statische, lordosierte Endstellung mit einer Entlastungsphase mit rundem Rücken und aufgerichtetem Becken abwechseln. Dieser Phase folgen wiederum die Beckenkippung und Rückenstreckung. Die Kraft-

einwirkung auf den gerundeten unteren Rücken mit langem Hebel und gegebenenfalls Zusatzgewicht ohne muskuläre Stabilisierung kann möglicherweise eine erhöhte Bandscheibenbelastung bedeuten.

- Wenn der Rumpf deutlich über die Waagerechte hinaus angehoben wird, verringert sich der Lastarm, und die Aktivierung des unteren Teils des Rückenstreckers nimmt stark ab.

Rumpfheben (Hyperextension)

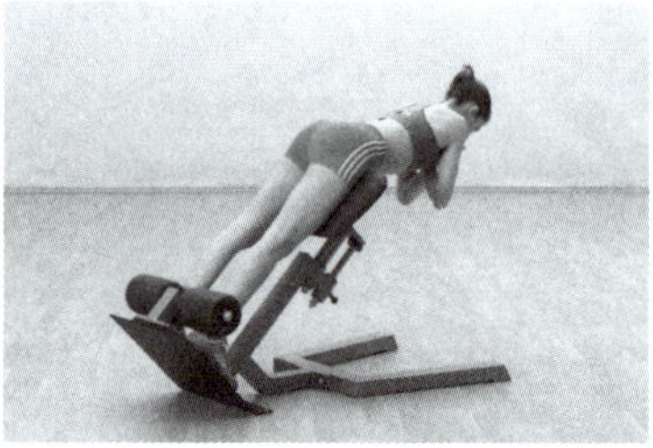

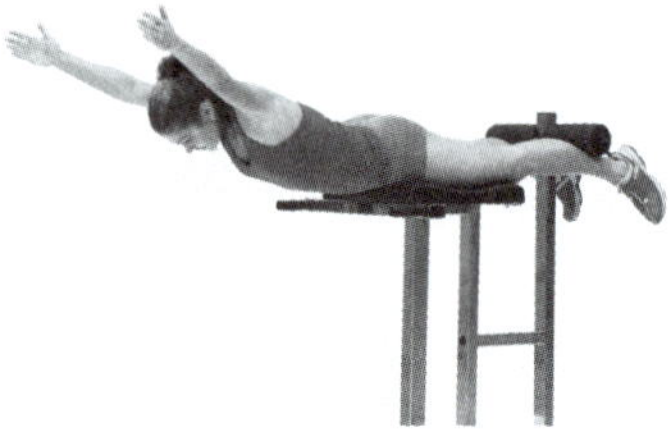

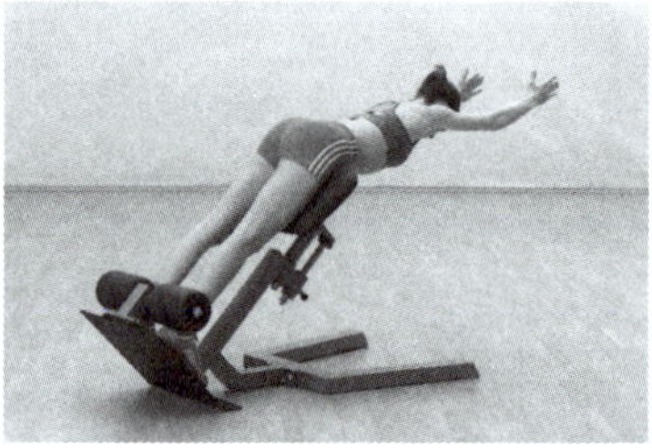

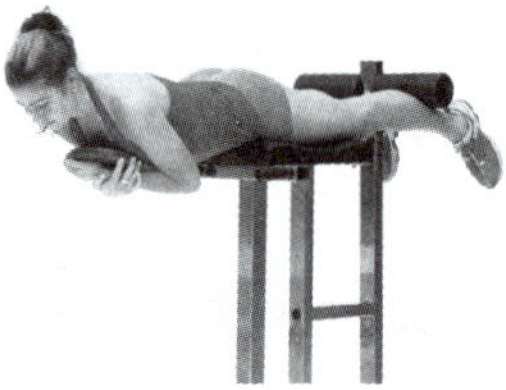

EFFEKTIVITÄT

- Rumpfheben ist eine effektive Übung zur Kräftigung der unteren Rückenmuskulatur. Je mehr in die Überstreckung trainiert wird, desto stärker wird der untere Teil des Rückenstreckers aktiviert. Aufgrund des gestreckten Hüftgelenks ist eine sehr starke Überstreckung ins Hohlkreuz möglich. Führen Sie die Übung ohne jeden Schwung, langsam und kontrolliert aus. Vermeiden Sie eine extreme Hohlkreuzposition, falls Rückenbeschwerden auftreten. Wenn der Rumpf nur bis in die Waagerechte gehoben wird, ist die Übung nur noch mittel intensiv.
- Die Intensität kann durch eine Übungsausführung mit Zusatzgewicht (z. B. eine Hantelscheibe vor der Brust) erhöht werden oder durch eine Verlängerung des Hebelarms, indem die Arme nach vorne gestreckt wer-

den. Selbst leichte Gewichte in den Händen der ausgestreckten Arme intensivieren die Anspannung der unteren Rückenmuskulatur enorm.

- Eine Verringerung der Intensität wird durch eine Verkürzung der Hebellänge (das Überragen des Rumpfes wird verkürzt) erreicht. Allerdings ist dann lediglich ein statisches Halten des Rumpfes möglich, weil durch das Aufliegen des Hüftgelenks ein Beugen unmöglich ist.
- Die Variante in Schräglage (Platz 5) ist weniger intensiv als in der horizontalen Position.

ÜBUNGSAUSFÜHRUNG

- Legen Sie sich in Bauchlage auf eine Hyperextensionbank und fixieren Sie die Beine unter dem Polster. Richten Sie Ihren Rumpf aus der horizontalen Körperstreckung langsam auf (Tendenz Hohlkreuz) und führen Sie ihn anschließend wieder in die horizontale Ausgangsposition zurück.
- **Achtung!** Die in der Praxis häufig durchgeführte Variante, die gerundete Wirbelsäule Wirbel für Wirbel aufzurollen, kann vor allem bei langem Hebel oder Zusatzgewicht (z.B. schwerer Oberkörper oder Hantelscheibe) möglicherweise eine erhöhte Bandscheibenbelastung bedeuten, wenn keine muskuläre Stabilisierung vorliegt. Eine Übungsausführung mit geradem Rücken vermeidet dieses Risiko.

Rückenstrecken an der Maschine

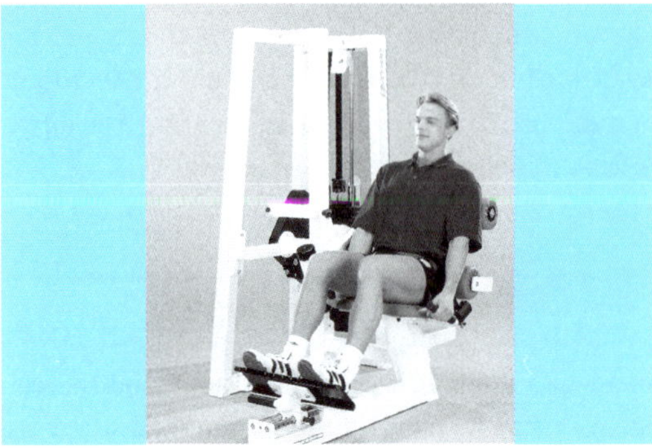

EFFEKTIVITÄT

- Das Rückenstrecken im Sitz an der Rückenmaschine ist eine effektive Übungsvariante, (Platz 9, s. S. 51). Allerdings ist die Intensität an dieser «Spezialmaschine» für den unteren Rücken deutlich geringer als bei den Top-Übungen.

ÜBUNGSAUSFÜHRUNG

- Setzen Sie sich aufrecht in die Maschine und stützen Sie die Füße auf dem Fußbrett ab. Richten Sie den Sitz so ein, dass sich der Beckenkamm auf Höhe der Drehachse des Trainingshebels befindet.
- Der Oberkörper ist in dieser Position mit geradem Rücken nach vorne gebeugt, das Widerstandspolster liegt auf dem oberen Rücken.
- Drücken Sie mit geradem Oberkörper nach hinten gegen das Widerstandspolster.
- Bremsen Sie die Abwärtsbewegung rechtzeitig kontrolliert ab, um ein «Durchsacken» nach vorne ohne muskuläre Stabilisierung zu vermeiden.

Reverse Flys auf der Bank mit fixierten Füßen

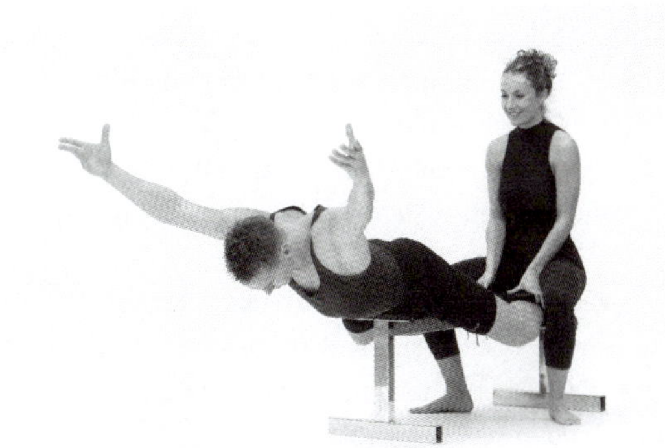

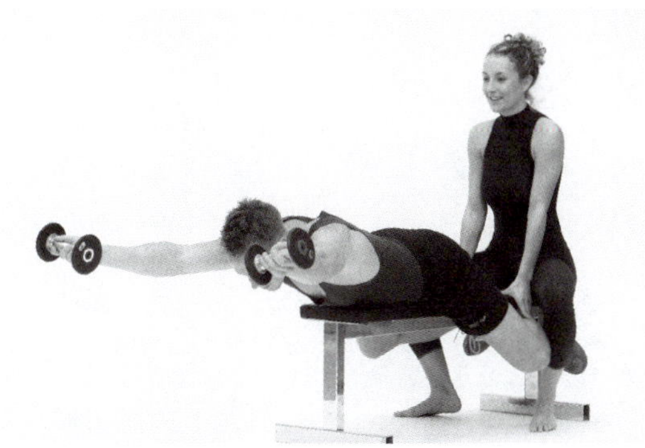

EFFEKTIVITÄT

- Die Übung Reverse Flys auf der Bank mit fixierten Füßen und außenrotierten, schräg nach vorne gestreckten Armen ist eine hoch effektive Rumpfhebevariante (Platz 4, s. S. 51).
- Der Grund für die hohe Intensität dieser Übung ist der lange Hebel des Rumpfes und der schräg nach vorne gestreckten Arme. Leichte Zusatzgewichte (Hantelscheibe oder Kurzhantel) können die Muskelanspannung enorm erhöhen. Die Übung ist eine hervorragende Komplexübung, weil Sie gleichzeitig den gesamten Rückenstrecker, den Kapuzenmuskel und den Deltamuskel hocheffektiv trainiert.

ÜBUNGSAUSFÜHRUNG

- Legen Sie sich in Bauchlage auf eine Bank und fixieren Sie die Füße unter der Bank.
- Vermeiden Sie ein Kippen der Bank, indem sich ein Partner hinten auf die Bank setzt oder Sie ein Gewicht darauf legen.
- Lordosieren Sie die Lendenwirbelsäule (Hohlkreuz) und heben Sie den Rumpf leicht von der Bank ab. Bleiben Sie weiterhin in fast waagerechter Position.
- Heben Sie zusätzlich die schräg nach vorne gestreckten Arme (ca. 135° Oberarm-Rumpfwinkel) in den Schultergelenken nach rückwärts-hoch (Reverse-Fly-Bewegung). Die Oberarme sind dabei außenrotiert, die Handflächen zeigen nach oben.
- Selbst ein leichtes Zusatzgewicht erhöht die Intensität so sehr, dass diese Variante Fortgeschrittenen und sehr leistungsfähigen Personen vorbehalten bleibt.

3. Kniebeugevarianten

Kreuzheben

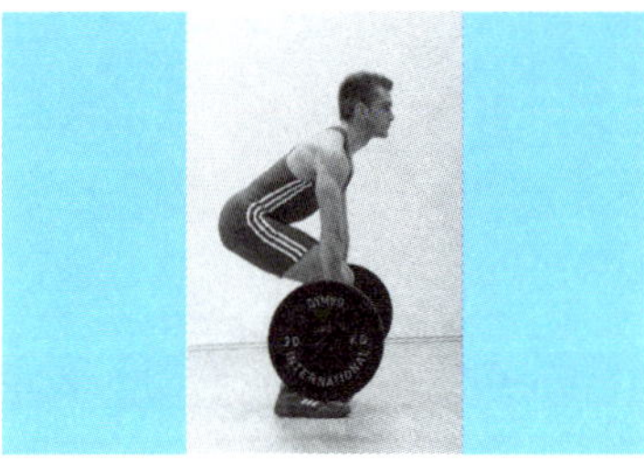

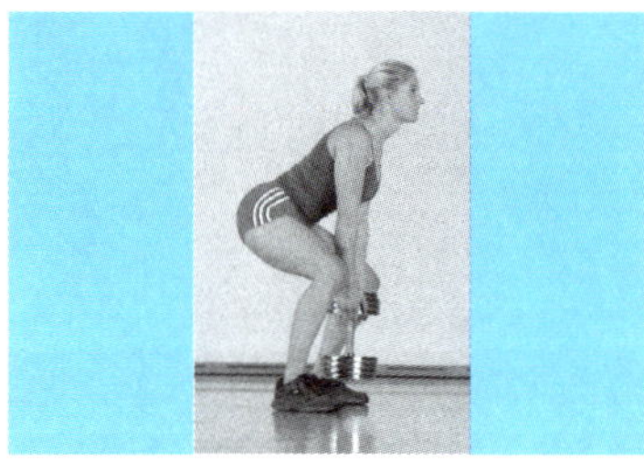

EFFEKTIVITÄT

- Das Kreuzheben (Platz 7, s. S. 51) ist eine effektive Übung für den unteren Rückenstrecker.
- Insgesamt ist das Kreuzheben eine hervorragende Komplexübung, die zusätzlich die Gesäßmuskulatur, den oberen Teil des Trapezmuskels und die Oberschenkelvorderseite trainiert.

ÜBUNGSAUSFÜHRUNG

- Stellen Sie sich mit schulterbreiter oder breiterer Fußstellung ganz nah an die Hantel, sodass Ihre Schienbeine die Hantelstange berühren. Die Fußspitzen sind parallel oder zeigen leicht nach außen.
- Fassen Sie die Hantelstange mit langem Arm (bei schweren Gewichten gegebenenfalls auch im Zwiegriff wie Kraftdreikämpfer). Bei schulterbreiter Fußstellung wird ein breiter Griff gewählt, damit die Hände außerhalb der Knie die Stange greifen können; bei breiter Fußstellung wird ein enger Griff gewählt, damit die Hantel mit den Händen innerhalb der Knie gefasst werden kann (Sumo-Stil).
- Senken Sie das Gesäß ab und halten Sie den Rumpf aufrecht. Der Blick ist schräg nach oben gerichtet.
- Spannen Sie die Rückenmuskulatur an und ziehen Sie das Gewicht aus den Beinen heraus mit geradem Rücken (Tendenz Hohlkreuz) möglichst nah am Körper hoch (Kontakt von Stange und Beinen).
- Ziehen Sie die Hantel im zweiten Teil der Bewegung, wenn die Hantel die Knie passiert hat, an den Oberschenkeln hoch, indem Sie das Hüftgelenk strecken. Nehmen Sie die Schultern am Schluss leicht nach hinten.

BESONDERE HINWEISE

- **Achtung!** Im Leistungs-Bodybuilding wird eine Variante des Kreuzhebens mit gestreckten Beinen speziell für das Training der ischiocruralen Muskulatur und des Großen Gesäßmuskels durchgeführt. Vorsicht! Diese Variante gefährdet Ihren unteren Rücken, und Sie sollten sie deshalb vermeiden.
- Das Kreuzheben ähnelt in der Bewegung dem rückengerechten Alltagsverhalten beim Heben z. B. von Getränkekästen und hat deshalb einen großen Alltagswert. Ein entsprechendes Training kann z. B. mit Kurzhanteln erfolgen. Aufgrund der Position der aufrecht stehenden Kurzhantel zwischen den Beinen des Übenden kann der Oberkörper stärker aufrecht bleiben. Dies reduziert die Belastung des unteren Rückens.
- Das Kurzhantel-Kreuzheben ist sehr gut geeignet, um die korrekte Technik der schwierigen Übung Kreuzheben zu lernen und sich an zunehmend schwerere Lasten zu gewöhnen. Für viele nicht leistungsorientierte Fitnesssportler kann diese Übung die einzige Kreuzhebe-Variante bleiben.

Wichtige Tipps für den Alltag

Gerade beim falschen **Heben von schweren Gegenständen** (z. B. vollen Getränkekästen) kann es zu Verletzungen (z. B. Bandscheibenvorfall) oder Beschwerden im Rücken kommen. Beachten Sie deshalb folgende Tipps zum Heben und Tragen:

- Treten Sie ganz nah an das Gewicht heran; heben und tragen Sie es körpernah (mit Körperkontakt).
- Heben Sie schwere Gegenstände immer aus den Beinen heraus mit geradem Rücken (Tendenz Hohlkreuz).
- Vermeiden Sie Verwringungen (Verdrehungen) in der Wirbelsäule in gebeugter Haltung mit schwerem Gewicht (z. B. Heben eines Getränkekastens aus dem Einkaufswagen in den Kofferraum). Heben Sie das Gewicht immer mit geradem Rücken und drehen Sie sich «en bloc», d. h. sich selbst gemeinsam mit dem Gewicht. So schonen Sie Ihren Rücken.
- Beim Heben schwerer Gegenstände (z. B. Einkaufstaschen, Koffer) sollten Sie möglichst das Gewicht gleichmäßig verteilen (links und rechts tragen) oder einen Rucksack verwenden.

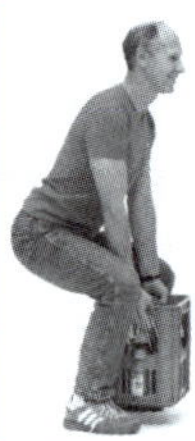

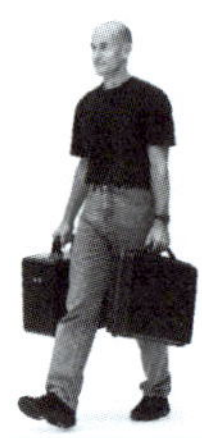

Kniebeuge mit der Langhantel

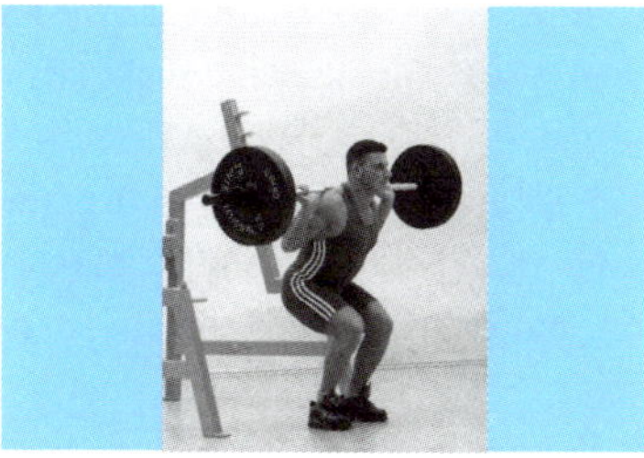

Kniebeuge mit der Langhantel

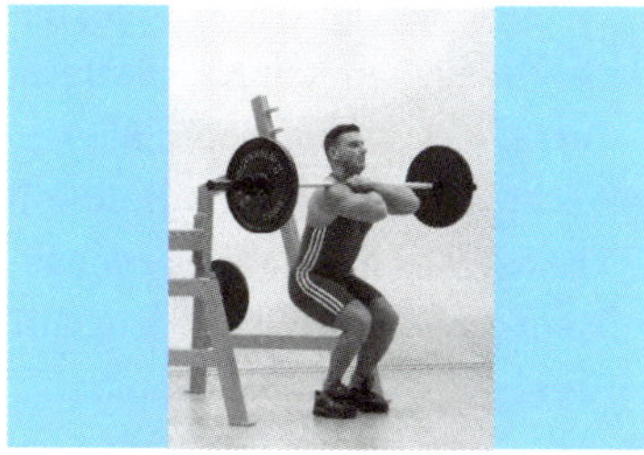

Front-Kniebeuge

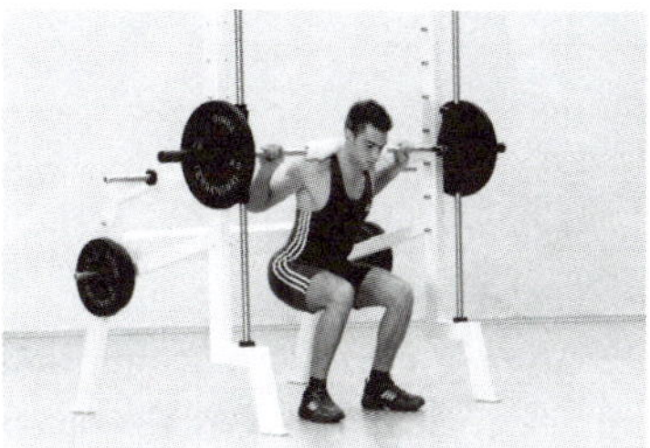

Kniebeuge an der Multipresse

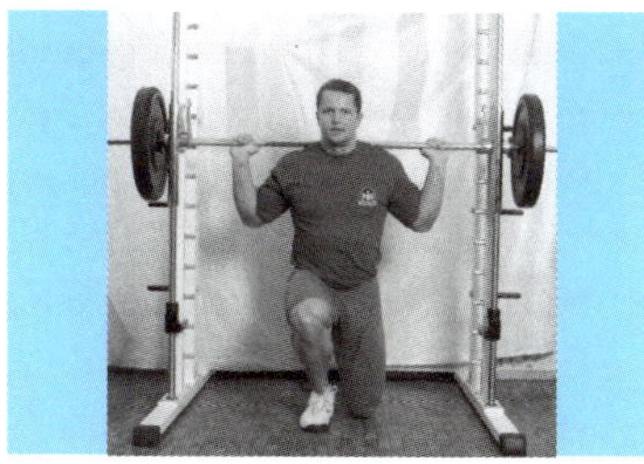

Einbeinkniebeuge an der Multipresse

EFFEKTIVITÄT

- Die Kniebeuge mit Langhantel beansprucht ebenfalls die untere Rückenmuskulatur, die bei der Übungsausführung erhebliche Stabilisierungsarbeit verrichten muss (Platz 8, s. S. 51).
- Die Übung besitzt in der Trainingspraxis leistungsorientierter Athleten vieler Sportarten einen hohen Stellenwert, weil sie eine hervorragende Komplexübung ist, die zusätzlich zahlreiche Muskeln, insbesondere die Oberschenkelvorderseite und den Großen Gesäßmuskel intensiv trainiert.

ÜBUNGSAUSFÜHRUNG

- Stellen Sie sich etwa schulterbreit hin, die Füße zeigen parallel nach vorne oder leicht nach außen, wodurch häufig das Tiefgehen etwas erleichtert wird. Allzu weit nach außen zeigende Fußspitzen führen aber zu einer erhöhten Belastung der Iliosacralgelenke (Gelenk zwischen dem Darmbein und dem Kreuzbein).

- Das Gewicht ist auf den ganzen Fuß verteilt. Halten Sie den Rücken gerade, indem Sie das Becken kippen (Tendenz Hohlkreuz) und das Gesäß etwas nach hinten herausstrecken; spannen Sie die Rückenmuskulatur an und richten Sie Ihren Blick geradeaus.
- Achten Sie darauf, dass die Knie beim Tiefgehen über den Füßen sind (keine X-Beine) und dass Sie auch im tiefsten Punkt der Bewegung (Umkehrpunkt) die Muskelspannung aufrechterhalten. Vermeiden Sie ein passives «Hängen» im Bandapparat.
- Die Ausführung der Kniebeuge sollte den individuellen Körperbaumaßen und der Beweglichkeit im Sprunggelenk angepasst werden. Personen mit kurzem Oberschenkel und langem Oberkörper sowie guter Beweglichkeit in den Sprunggelenken können in der Regel auch bei tiefer Ausführung den Rücken aufrecht halten. Personen mit langem Oberschenkel, kurzem Oberkörper und eingeschränkter Beweglichkeit in den Sprunggelenken müssen sich bei der tiefen Kniebeuge weit nach vorne beugen. Dies führt zu einer verstärkten Belastung des unteren Rückens. In diesem Fall ist eine halbe Kniebeuge oder das horizontale Beinpressen vorzuziehen. Bei genauer Beobachtung der Ausführung einer tiefen Kniebeuge gibt es einen Punkt, an dem der Kniewinkel unverändert bleibt und nur noch der Hüftwinkel kleiner wird. An diesem Punkt, der u. a. von dem Verhältnis Oberschenkellänge zu Rumpflänge abhängt, von der Körpergröße aber unabhängig ist, sollte das Tiefgehen beendet werden.
- Je weniger die Knie gebeugt werden, desto höhere Gewichte können bewältigt werden.
- Varianten sind die Frontkniebeuge und die Kniebeuge an der Multipresse.

Besondere Hinweise

- Das Heben und Senken von schweren Lasten ist im Sport und im Alltagsleben gleichermaßen von Bedeutung. Deshalb ist das Erlernen dieser Bewegungsabläufe ohne oder mit leichten Gewichten und gegebenenfalls verringerter Hubhöhe empfehlenswert. Im präventiven und rehabilitativen Training gegen Rückenschmerzen ist das rückengerechte Heben (Kreuzheben) ein wichtiges Ziel. Allerdings sind die korrekten Techniken der Kniebeuge und des Kreuzhebens schwierig und bedürfen einer gewissenhaften Schulung. Bei falscher technischer Ausführung kann es vor allem zu Verletzungen des unteren Rückens kommen («Verheben» bis Bandscheibenvorfall).

- Aufgrund der erhöhten technischen Anforderungen und der Verletzungsgefahr bei fehlerhafter Technik (vor allem des unteren Rückens) sollten die Kniebeuge und das Kreuzheben mit schweren Lasten Fortgeschrittenen und Leistungssportlern vorbehalten bleiben. Es gelten die vorher genannten Technikhinweise.
- Der Einsatz eines Hebergürtels zum Schutz des unteren Rückens ist bei schweren Gewichten häufig sinnvoll. Beim Einsatz leichter Gewichte kann es empfehlenswert sein, ohne Gürtel zu trainieren, um die Rückenmuskulatur durch Haltearbeit zu kräftigen.

Horizontales Beinpressen

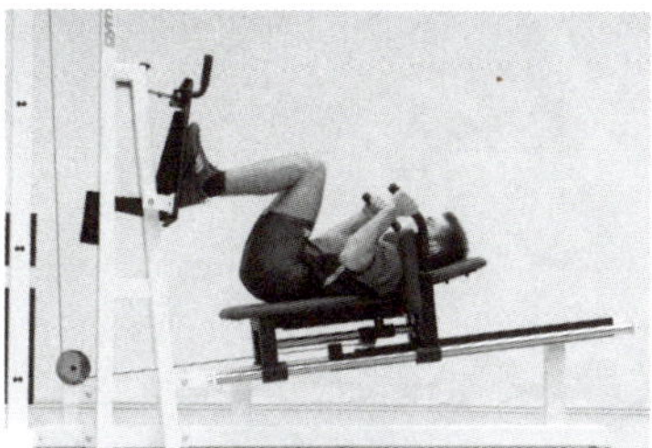

Kniegelenkwinkel ca. 50°

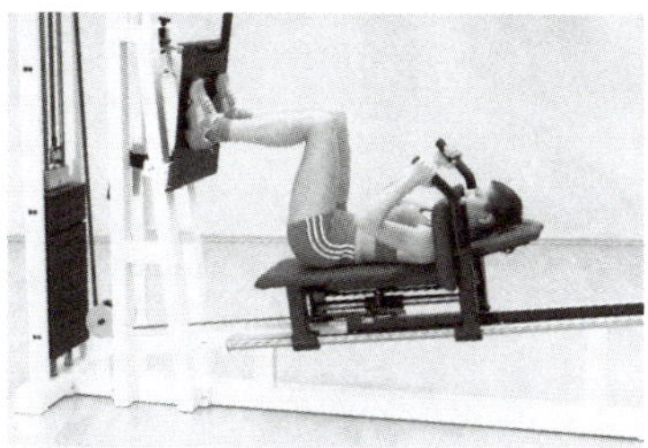

Kniegelenkwinkel ca. 90°

EFFEKTIVITÄT

- Das horizontale Beinpressen (Platz 12, s. S. 52) aktiviert den unteren Teil des Rückenstreckers nur mittel intensiv, weil in der Maschine weniger Stabilisierungsarbeit geleistet werden muss als bei der Kniebeuge mit der Langhantel.
- Die Übung ist die beste Komplexübung für alle Anteile der vorderen Oberschenkelmuskulatur und mittel intensiv für den Großen Gesäßmuskel.

ÜBUNGSAUSFÜHRUNG

- Legen Sie sich in die Kraftmaschine und setzen Sie die Füße etwa schulterbreit auf das Stemmbrett. Sie können die Füße parallel oder leicht nach außen gedreht aufsetzen. Drücken Sie die Knie etwas nach außen, damit sie in einer Linie über den Fußspitzen stehen (korrekte Knie-Fuß-Einstellung). Die ganze Fußsohle ist aufgesetzt.

- Stabilisieren Sie Ihren Körper, indem Sie die externen Stabilisationshilfen der Maschine (Rückenpolster, Haltegriffe) und die internen Stabilisationskräfte (Rumpfmuskulatur anspannen) nutzen.
- Beugen und strecken Sie nun die Beine, wobei Sie in der Streckphase die Knie nicht ganz durchdrücken. Die Fersen bleiben während der gesamten Bewegung aufgesetzt.
- Es ist günstig, wenn Sie nach der Beanspruchung nicht sofort aufstehen, sondern noch einige Sekunden liegen bleiben. Ein abruptes Aufstehen nach intensiver Beanspruchung kann leicht zu einem kurzzeitigen Schwindelgefühl führen.

Der Kapuzen-muskel

Funktion und Training

Der Kapuzenmuskel (M. trapezius) und die Rautenmuskeln (Mm. rhomboidei) gehören zur Schultergürtelmuskulatur. Der Kapuzenmuskel bedeckt den oberen Teil des Rückens. Entsprechend den unterschiedlichen Verlaufsrichtungen der Muskelfasern unterscheidet man einen oberen, absteigenden Anteil (Pars descendens – zieht die Schulter nach oben), einen mittleren, quer verlaufenden Anteil (Pars transversa – zieht die Schultern nach hinten) und einen unteren, aufsteigenden Anteil (Pars ascendens – zieht die Schultern nach unten). Der große und der kleine Rautenmuskel liegen unter dem Kapuzenmuskel; sie sind von außen nicht sichtbar.

Dem quer verlaufenden Anteil des Kapuzenmuskels und den Rautenmuskeln kommt vor allem im Hinblick auf die Körperhaltung (Haltungsaufbau) eine besondere Bedeutung zu, da sie die Schulterblätter nach hinten ziehen und ausgleichend auf eine zu starke Brustkyphose (Rundrücken) wirken.

Neben dem unteren Rücken sind der obere Rücken und die Halswirbelsäule die größten Schwachstellen und die häufigsten Ausgangspunkte für Rückenbeschwerden, unter denen so viele Menschen leiden (Rundrücken und Beschwerden der Halswirbelsäule). Zusätzlich zum Rückenstrecker kommt hier dem Kapuzenmuskel besondere Bedeutung zu. Seine drei Anteile haben eine lange Ursprungslinie vom Hinterhaupt bis zur Lendenwirbelsäule. Bei einem gezielten Training dieses Muskels müssen wir daher unterschiedliche Übungsschwerpunkte setzen.

Wir haben für alle drei Anteile des Kapuzenmuskels die Intensität von 23 speziellen Trainingsübungen gemessen. Diese große Anzahl an Übungen ergibt sich hauptsächlich durch Varianten weniger Kernübungen, die sich in allen drei Ranglisten auf unterschiedlichen Plätzen wiederfinden, ergänzt durch einige Spezialübungen, die jeweils nur für einen Anteil des Trapezmuskels hoch effektiv sind.

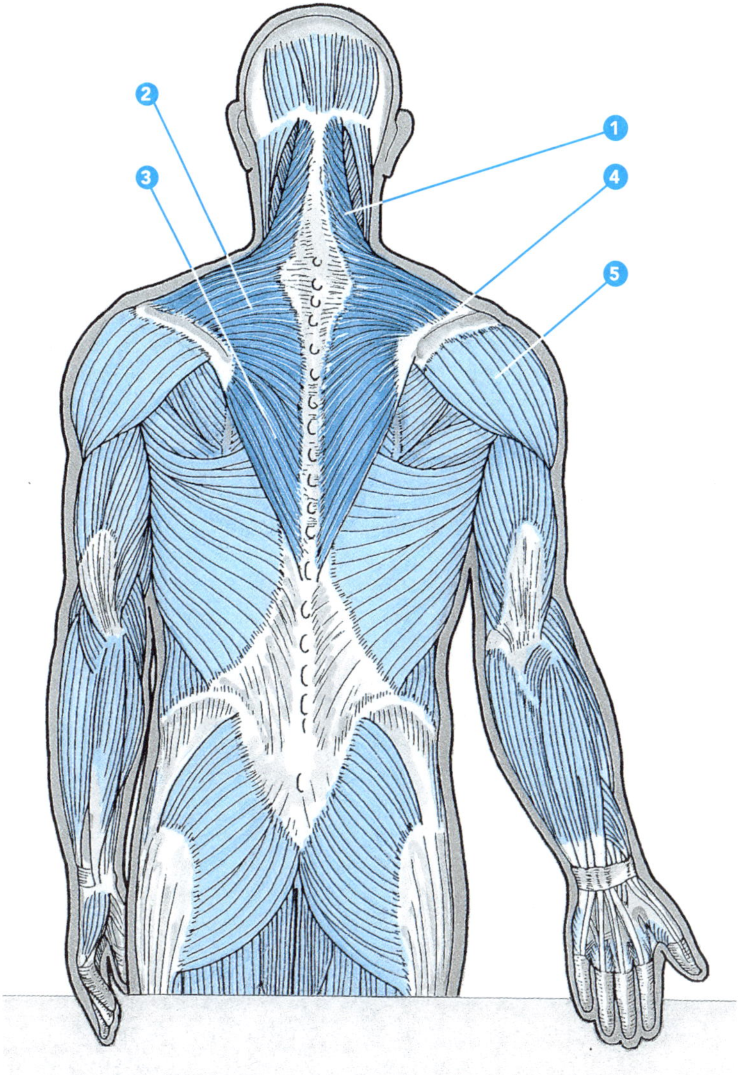

1 **Oberer Anteil des Kapuzenmuskels**
2 **Mittlerer Anteil des Kapuzenmuskels**
3 **Unterer Anteil des Kapuzenmuskels**
4 Schulterblattgräte
5 Hinterer Teil des Deltamuskels

(Gehrke 1999)

Top 6 für den Kapuzenmuskel, mittlerer Anteil

Obwohl wir für alle drei Anteile des Kapuzenmuskels gesonderte Messreihen durchgeführt haben, stellen wir nachfolgend lediglich die detaillierten Messergebnisse der Übungsrangliste für den mittleren quer verlaufenden Anteil dar, um den Leser durch dieselben in mehreren Ranglisten erscheinenden Übungen nicht zu verwirren. Im Kommentar der Übungsrangliste und bei der Beschreibung der Übungen werden alle Erkenntnisse zu den Übungen dargestellt.

Top 6: Kapuzenmuskel, mittlerer, quer verlaufender Anteil

Nr.	Übung	x̄ R
1	Reverse Flys in Bauchlage auf der Bank mit Kurzhanteln, Oberarme außenrotiert und 135° abgespreizt, mit Endkontraktionen (S. 93)	2,3
2	Rudern im Stand, vorgebeugt mit Langhantel (Reverse-Fly-Ausführung mit Endkontraktionen) (S. 99)	2,9
3	Reverse Flys im Sitz an der Maschine, Oberarme außenrotiert und 135° abgespreizt (S. 94)	3,6
4	Rudern im Sitz am Kabelzug, Oberarme 90° abgespreizt (Reverse-Fly-Ausführung) (S. 100)	3,8
5	Reverse Flys im Sitz an der Maschine, Oberarme innenrotiert und 90° abgespreizt (S. 96)	4,1
6	Adler im Sitz, Oberarme innenrotiert und 90° abgespreizt, mit Endkontraktionen (S. 96)	4,3

EMG-Rangliste von 6 Übungen für den Kapuzenmuskel, mittlerer, quer verlaufender Anteil nach dem durchschnittlichen Rangplatz ($\bar{x}$ R); n=10

Top 6: Kapuzenmuskel, mittlerer, quer verlaufender Anteil, graphische Darstellung

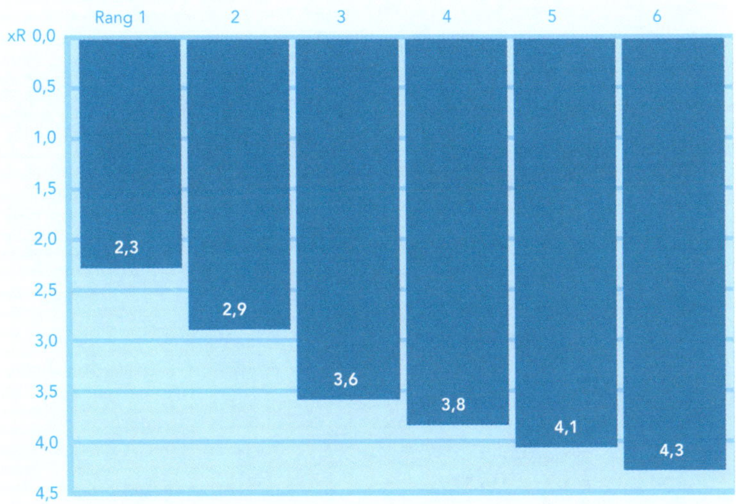

Übersicht: Top 6 für den mittleren, quer verlaufenden Anteil des Kapuzenmuskels (obere Brustwirbelsäule)

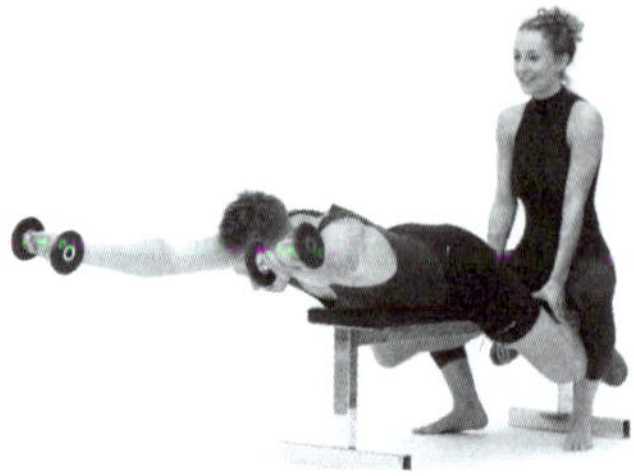

1. Reverse Flys in Bauchlage auf der Bank mit Kurzhanteln, Oberarme außenrotiert und 135° abgespreizt, mit Endkontraktionen

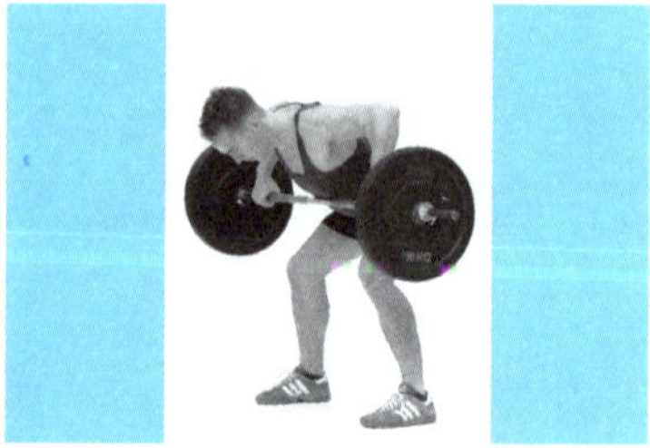

2. Rudern im Stand, vorgebeugt mit Langhantel (Reverse-Fly-Ausführung mit Endkontraktionen)

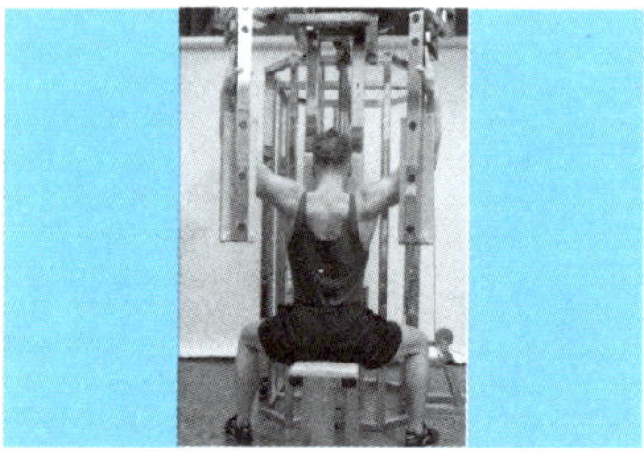

3. Reverse Flys im Sitz an der Maschine, Oberarme außenrotiert und 135° abgespreizt

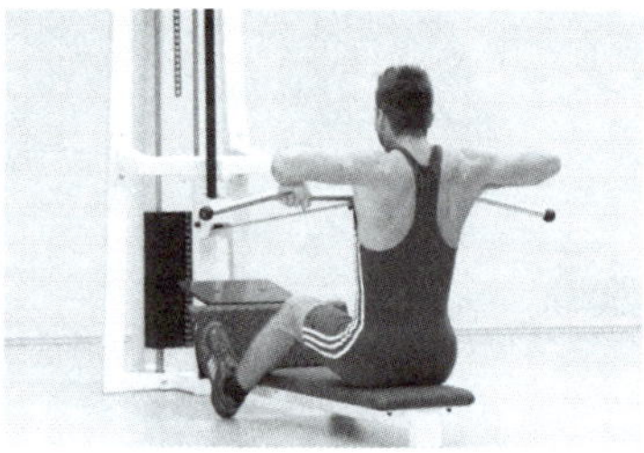

4. Rudern im Sitz am Kabelzug, Oberarme 90° abgespreizt (Reverse-Fly-Ausführung)

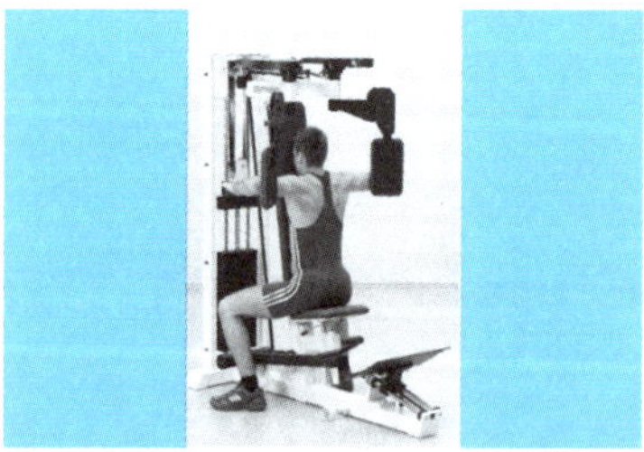

5. Reverse Flys im Sitz an der Maschine, Oberarme innenrotiert und 90° abgespreizt

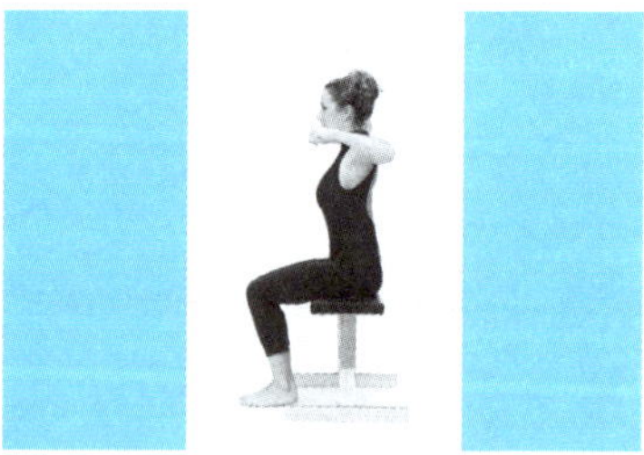

6. Adler im Sitz, Oberarme innenrotiert und 90° abgespreizt, mit Endkontraktionen

Kommentar zur Rangliste «Kapuzenmuskel, mittlerer Anteil»

- Die waagrecht verlaufenden Fasern des mittleren Anteils des Kapuzenmuskels kommen von der oberen Brustwirbelsäule, setzen oben an der Schulterblattgräte bis zur Schulterhöhe an und ziehen die Schultern nach hinten. Unter diesem Muskelanteil liegen der Große und Kleine Rautenmuskel (Mm. rhomboidei). Das von uns gemessene elektromyographische Signal erfasst deshalb als Summenpotenzial die Aktivität der übereinander liegenden Kapuzen- und Rautenmuskeln. Für den Trainierenden ist dies günstig, weil der Kapuzenmuskel, die Rautenmuskeln und der mittlere Anteil des Rückenstreckers (s. S. 44) auch immer gemeinsam trainiert werden.
- $\bar{x}$ R gibt den Mittelwert der individuellen Rangplätze der 10 Probanden an. Die Übung auf Platz 1 der Rangliste hat den kleinsten durchschnittlichen Rangplatz ($\bar{x}$ R) und führt zur intensivsten Muskelkontraktion. Sie ist somit die effektivste Übung für diesen Muskelanteil.
- Von Übung 2 bis 6 nimmt die gemessene Intensität insgesamt nur um ca. 12 % ab. Dies bedeutet, dass die Übungen von Platz 2 bis 6 relativ gleichwertig sind und im Training alternativ eingesetzt werden können, ohne eine wesentliche Minderung der Trainingseffizienz befürchten zu müssen.
- Je größer der Intensitätsabfall von einer Übung zur nächsten ausfällt, desto stärker unterscheiden sich die Übungen hinsichtlich ihrer Effektivität. Dies gilt z. B. für den deutlichen Intensitätsabfall von Übung 1 auf 2 (15 %) und von 2 auf 3.
- Übungen mit nahe beieinander liegenden Rangplatzwerten weisen dagegen vergleichbar hohe Intensitäten auf und sind deshalb als nahezu gleichwertig anzusehen. Dies gilt hier für die Übungen 3 und 4 sowie 5 und 6.
- Die Übung «Reverse Flys in Bauchlage auf der Bank mit Kurzhanteln, Oberarme außenrotiert und 135° abgespreizt, mit Endkontraktionen» erweist sich als die Top-Übung zur Kräftigung des mittleren Anteils des Kapuzenmuskels.
- Der mittlere Anteil des Rautenmuskels wird am intensivsten durch Varianten der Übung Reverse Flys trainiert. Alle Übungen der Top-6-Rangliste sind Reverse-Fly-Varianten. In der 23 Übungen umfassenden Gesamtmessreihe sind sogar die ersten 11 Übungen Reverse-Fly-Varianten.
- Die Übungen Trizeps-Kickback, Frontziehen und Nackendrücken (nicht

in der Top-6-Rangliste enthalten) aktivieren den mittleren Anteil des Kapuzenmuskels etwa 20 % weniger intensiv als die Übung auf Platz 6 der Top-6-Rangliste: «Adler im Sitz, Oberarme innenrotiert und 90° abgespreizt, mit Endkontraktionen». Mit dieser relativ geringen Intensitätsminderung können auch diese Übungen immer noch trainingswirksam eingesetzt werden. Dies gilt umso mehr, als sie jeweils Spezialübungen für den Trizeps und den Deltamuskel sind.

- Der Abspreizwinkel der Oberarme vom Rumpf, 135° oder 90°, scheint von nachgeordneter Bedeutung für die Effektivität der Reverse-Fly-Varianten zu sein. Die Übungen auf den Plätzen 1 und 3 sind 135°-Varianten, diejenigen auf den Plätzen 2, 4, 5, 6 dagegen 90°-Varianten. Die geringe Bedeutung des Abspreizwinkels wird besonders durch die fast gleichwertigen Übungen im Sitz an der Maschine, Oberarme außenrotiert und 135° abgespreizt (Platz 3) und der gleichen Übung im Sitz an der Maschine, Oberarme innenrotiert und 90° abgespreizt (Platz 5) deutlich.

Kapuzenmuskel, oberer, absteigender Anteil

Für den oberen, absteigenden Anteil des Kapuzenmuskels ergibt sich folgende Übungsrangliste:

1. Rudern mit Langhantel im Stand vorgebeugt, Reverse-Fly-Ausführung, mit Endkontraktionen
2. Reverse Flys im Sitz an der Maschine, Oberarme außenrotiert und 135° abgespreizt
3. Rudern im Sitz am Kabelzug, Oberarme innenrotiert und 90° abgespreizt
4. Reverse Flys in Bauchlage auf der Bank mit Kurzhanteln, Oberarme außenrotiert und 135° abgespreizt, mit Endkontraktionen
5. Adler im Sitz, Oberarme innenrotiert und 90° abgespreizt, mit Endkontraktionen
6. Schulterheben im Stand mit Kurzhanteln

Kommentar zur Übungsrangliste «Kapuzenmuskel, oberer Anteil»

- Die Intensität der Muskelkontraktion der 6 Übungen für den oberen Anteil des Trapezmuskels unterscheidet sich nur unwesentlich. Dies bedeutet, dass die Effektivität aller 6 Übungen vergleichbar hoch ist und diese Übungen im Training alternativ eingesetzt werden können. Die leichten Intensitätsunterschiede ergeben sich u. a. aufgrund der verschiedenen Übungsausführungen mit und ohne Endkontraktionen.
- Die anatomische Hauptfunktion dieses Muskelanteils ist das Anheben der Schultern. Dies ist bei allen Übungen mit hohen Gewichten wie Frontziehen mit SZ-Hantel, Kreuzheben, Rudern vorgebeugt, Good-morning, Schulterheben mit Kurz- oder Langhantel optimal der Fall. Auch bei allen Reverse-Fly-Varianten wird diese Funktion intensiv angesprochen, wie es die sehr guten Messwerte für diese Übungen beweisen.
- Auch Übungen wie das Nackendrücken an der Multipresse und der Kurzhantel-Trizeps-Kickback mit Retroversion erzeugen noch eine hohe Muskelspannung, die nur ca. 30 % unter der Top-Übung liegt. Sie nehmen im Rahmen der 23 gemessenen Übungen die Plätze 12 und 13 ein.

Kapuzenmuskel, unterer, aufsteigender Anteil

Beim unteren, aufsteigenden Anteil des Kapuzenmuskels dominieren ebenfalls Varianten der Übung Reverse Flys. Es ergibt sich folgende Übungsrangfolge:

1. Reverse Flys in Bauchlage auf der Bank mit Kurzhanteln, Oberarme außenrotiert und 135° abgespreizt, mit Endkontraktionen
2. Adler im Sitz, Oberarme außenrotiert und 135° abgespreizt, mit Endkontraktionen
3. Reverse Flys im Sitz an der Maschine, Oberarme außenrotiert und 135° abgespreizt
4. Rudern im Stand, vorgebeugt mit Langhantel (Reverse-Fly-Ausführung)

5. Stützbeugen (Dips)
6. Reverse Flys im Sitz an der Maschine, Oberarme innenrotiert und 90° abgespreizt

Kommentar zur Übungsrangliste «Kapuzenmuskel, unterer Anteil»

- Im Gegensatz zu den Top-6-Übungen für den mittleren Anteil ergeben sich bei den 6 Übungen für den unteren Trapezanteil deutliche Intensitätsabstufungen, da die letztplatzierte Übung eine um 60 % geringere Muskelaktivierung erreicht als die Übung auf Platz 1 der Übungsrangliste.
- Die aufsteigenden Muskelfasern des unteren Anteils des Kapuzenmuskels unterstützen die Schulterblattdrehung und ziehen die Schultern nach unten. Diese beiden Funktionen spiegeln sich in der Top-6-Übungsrangliste wider.
- Die drei Reverse-Fly-Varianten mit außenrotierten, 135° abgespreizten Oberarmen führen die Übungsrangliste mit deutlichem Intensitätsvorsprung an (Schulterblattdrehung), wobei die Variante auf Platz 1 ca. 25 % höhere Muskelspannungen erzeugt als die zweitplatzierte Übung.
- Die Übung Reverse Flys im Sitz an der Maschine, Oberarme innenrotiert und 90° abgespreizt nimmt nur den 6. Platz ein (nur geringer Einfluss auf die Schulterblattdrehung).
- Die hervorragende Komplexübung für die gesamte Rückenmuskulatur, das «Rudern im Stand vorgebeugt mit der Langhantel», erreicht auch für den aufsteigenden Trapezanteil eine gute Intensität, wenn auch bereits 45 % geringer als die Übung auf dem Ranglistenplatz 1. Für diese Übung sprechen zusätzlich die sehr guten Werte für die anderen Anteile des Trapezmuskels: Platz 2 beim mittlerer Anteil sowie Platz 1 beim oberen Anteil.
- Die zweite anatomische Funktion des unteren Trapezanteils, das Herunterdrücken der Schultern, erfüllt die Übung «Stützbeugen (Dips)» und bringt sie in die Top-6-Übungsrangliste. Der erreichte 5. Platz weist jedoch bereits eine ca. 55 % geringere Muskelspannung auf als die Top-Übung.

Die besten Übungen im Detail

Für alle drei Anteile des Kapuzenmuskels sind Varianten der Übung Reverse Flys die intensivsten und effektivsten Übungen. Nur sehr wenige andere Übungen sind in den Top-6-Ranglisten für die drei Teile des Kapuzenmuskels zu finden. Da die einzelnen Übungen häufig mehrere Anteile des Trapezius sowie zusätzlich die Rautenmuskeln beanspruchen, haben wir die Übungen in 4 Gruppen eingeteilt:

1. Reverse-Fly-Varianten mit außenrotierten und um 135° abgespreizten Armen,
2. Reverse-Fly-Varianten mit innenrotierten und 90° abgespreizten Armen,
3. Reverse-Fly-Ausführungen bei anderen Kraftübungen und
4. Ergänzende Übungen für den Kapuzenmuskel

1. Reverse-Fly-Varianten mit außenrotierten und um 135°abgespreizten Armen

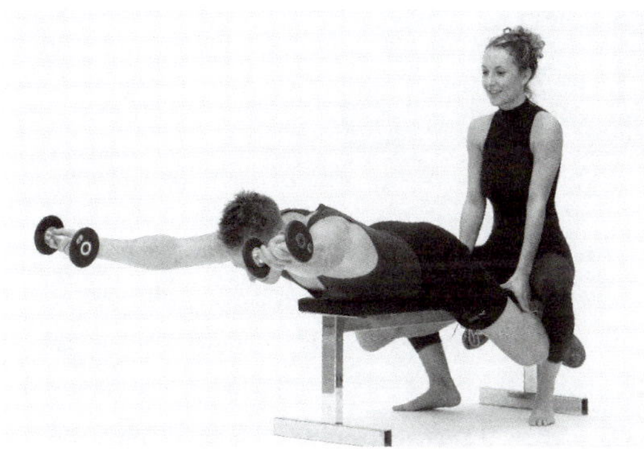

Reverse Flys vorwärts-hoch mit Kurzhanteln in Bauchlage auf der Flachbank, Oberarme außenrotiert und 135° abgespreizt

EFFEKTIVITÄT

- Diese Übung ist die Spitzenübung für alle drei Anteile des Kapuzenmuskels: Platz 1 für den unteren, Platz 1 für den mittleren und Platz 4 für den oberen Anteil. Zudem ist sie eine hoch intensive Trainingsvariante für den gesamten Rückenstrecker und den Deltamuskel.
- Endkontraktionen erhöhen die Aktivierung zusätzlich.

ÜBUNGSAUSFÜHRUNG

- Legen Sie sich in Bauchlage auf eine Flachbank und fixieren Sie die Beine unter der Bank. Der Kopf liegt zur Erleichterung der Atmung frei in Verlängerung des Rumpfes.
- Senken und heben Sie die Kurzhanteln (oder eine Kurzhantel bzw. Gewichtsscheibe) mit nach vorne geführten, außenrotierten Armen, d. h., die Handflächen zeigen nach oben. Die Ellbogengelenke sind nahezu gestreckt.
- Wenn Sie das Becken kippen und den Rumpf leicht anheben, trainieren Sie den unteren Anteil des Rückenstreckers sehr intensiv (s. S. 51). Dadurch wird die Übung zu einer sehr effektiven Komplexübung.

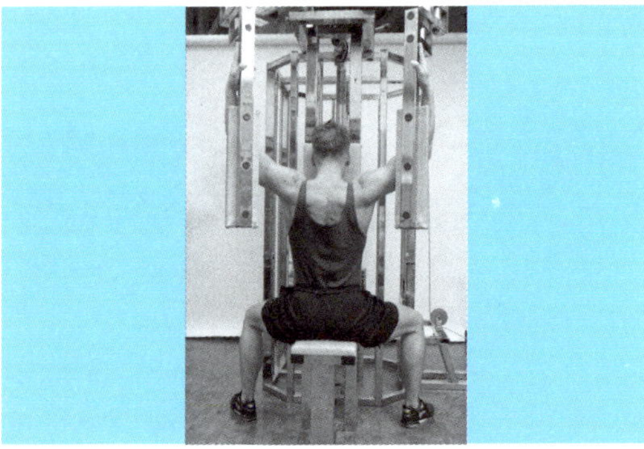

Reverse Flys im Sitz an Maschinen, Oberarme außenrotiert und 135° abgespreizt

EFFEKTIVITÄT

- Dies ist eine hoch intensive Übung für alle drei Teile des Kapuzenmuskels: Platz 3 für den unteren und mittleren sowie Platz 2 für den oberen Anteil. Zudem werden auch die Rautenmuskeln und der Gerade Rückenstrecker im Brustwirbelsäulenbereich trainiert.
- Wenn Sie mehrfache Endkontraktionen bei maximal zurückgeführten Armen durchführen, erhöht sich die Aktivierung der Muskeln erheblich.

ÜBUNGSAUSFÜHRUNG

- Setzen Sie sich mit geradem Rücken in die Maschine und drücken Sie die erhobenen Arme (Oberarm-Rumpf-Winkel ca. 135°) in außenrotierter Position gegen die Armpolster. Die Handflächen zeigen dabei zum Körper.
- Führen Sie die Arme maximal zurück und die Schulterblätter zusammen. Die Bewegung der Arme nach vorne endet etwa auf Schulterebene.

Reverse Flys in Bauchlage am Boden

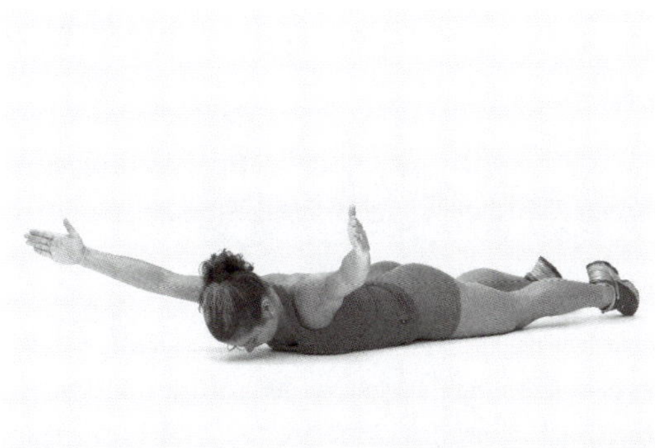

EFFEKTIVITÄT

- Diese hoch wirksame Übung kräftigt den unteren und mittleren Anteil des Kapuzenmuskels sowie die Rautenmuskeln und den Rückenstrecker im Bereich der Brust- und Lendenwirbelsäule.
- Zusätzlich wird der hintere und mittlere Anteil des Deltamuskels aktiviert.
- Endkontraktionen führen zu einer zusätzlichen Intensivierung.

ÜBUNGSAUSFÜHRUNG

- Heben Sie in Bauchlage die schräg nach vorne gestreckten Arme (Oberarm-Rumpf-Winkel ca. 135°) in den Schultergelenken nach rückwärtshoch. Die Oberarme sind dabei außenrotiert, die Handflächen zeigen nach oben.
- Halten Sie den Kopf in Verlängerung der Wirbelsäule (Kopf nicht in den Nacken nehmen) oder legen Sie die Stirn ab.

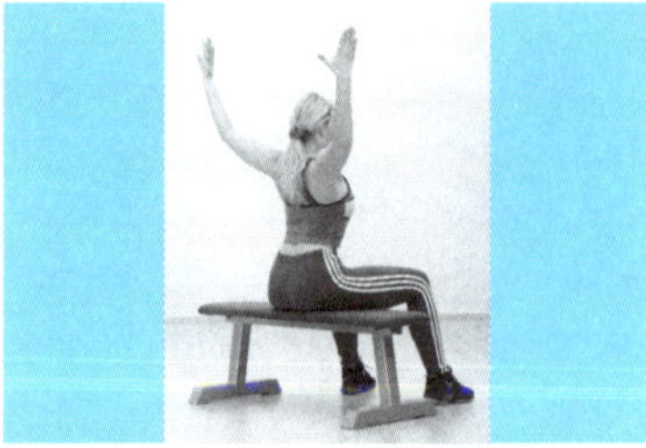

Reverse Flys im Sitz oder Stand (Adler)

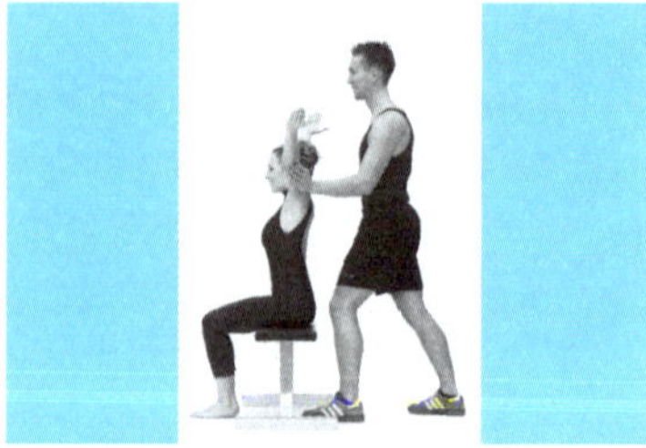

Reverse Flys im Sitz oder Stand mit Partnerwiderstand (Adler)

EFFEKTIVITÄT

- Mit dieser Übung wird vor allem der untere Teil des Trapezmuskels gekräftigt (Platz 2). Zusätzlich wird der gesamte Rückenstrecker aktiviert.

ÜBUNGSAUSFÜHRUNG

- Setzen Sie sich aufrecht hin und spannen Sie den Bauch leicht an. Führen Sie die nach oben gestreckten Arme in außenrotierter Position (die Handflächen zeigen nach hinten) maximal weit rückwärts-hoch und ziehen Sie die Schulterblätter so weit wie möglich nach hinten. Der Oberarm-Rumpf-Winkel beträgt ca. 135°. Halten Sie diese Position.
- Die Übung kann noch intensiviert werden, indem der Partner hinten auf die Oberarme Widerstand ausübt.

2. Reverse-Fly-Varianten mit innenrotierten und 90° abgespreizten Armen

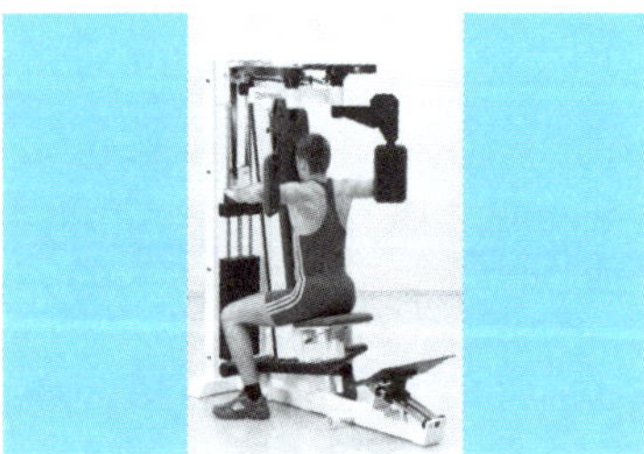

mit gebeugten Armen

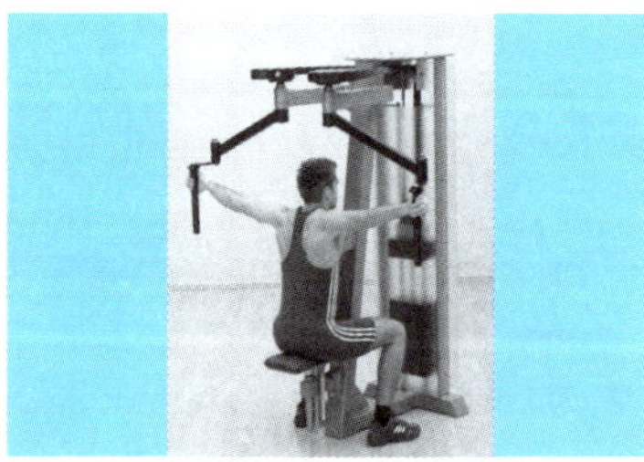

mit gestreckten Armen

EFFEKTIVITÄT

- Die hoch intensive Übung trainiert den quer verlaufenden (Platz 5) und oberen Anteil (Platz 3) des Kapuzenmuskels sowie die Rautenmuskeln. Sie ist die Top-Übung (Platz 1) für den Rückenstrecker im Brustwirbelsäulenbereich sowie den hinteren Deltamuskel.
- Endkontraktionen erhöhen die Aktivierung zusätzlich.

ÜBUNGSAUSFÜHRUNG

- Setzen Sie sich aufrecht in die Maschine und drücken Sie mit angehobenen Armen (Oberarm-Rumpf-Winkel 90°) in innenrotierter Position (die Unterarme sind waagerecht, die Handrücken zeigen nach oben) das Polster nach hinten.
- Führen Sie die Oberarme und Schultern maximal weit nach hinten. Die Bewegung der Arme nach vorne endet etwa auf Schulterebene.

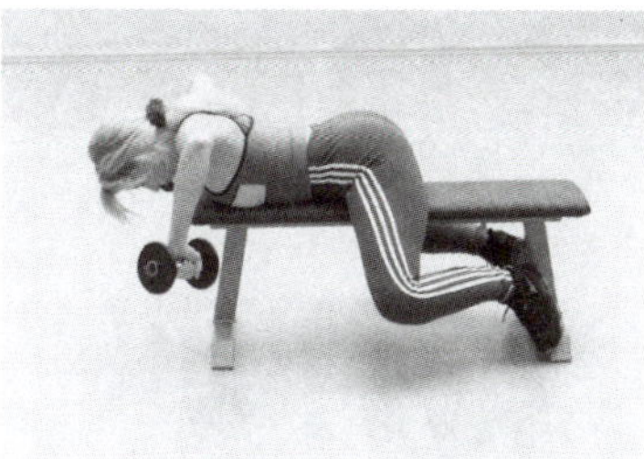

Reverse Flys in Bauchlage auf der Bank mit Kurzhanteln, Oberarme innenrotiert und 90° abgespreizt

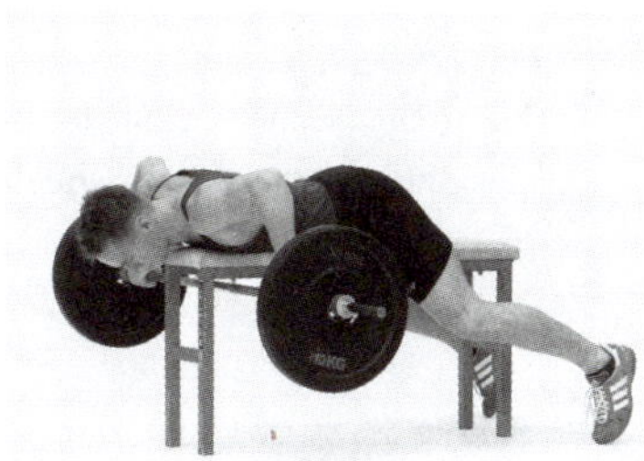

Rudern in Bauchlage auf der Bank mit Langhantel (Reverse-Fly-Ausführung)

EFFEKTIVITÄT

- Diese Übungen sind effektiv für den gesamten Kapuzenmuskel, die Rautenmuskeln, den hinteren Deltamuskel sowie den Rückenstrecker im Bereich der Brustwirbelsäule (Platz 2).
- Die Aktivierung ist bei horizontaler Bankstellung am größten und nimmt umso mehr ab, je steiler die Bank aufgerichtet wird. Endkontraktionen erhöhen die Aktivierung zusätzlich.

ÜBUNGSAUSFÜHRUNG

- Legen Sie sich in Bauchlage auf eine Flachbank, halten Sie den Kopf frei in Verlängerung des Rumpfes und ziehen Sie die Beine an (Aufrichten des Beckens).

- Spreizen Sie die Oberarme weit ab (Oberarm-Rumpf-Winkel 90°) und drehen Sie die Unterarme so, dass die Handflächen nach außen zeigen.
- Heben Sie die Kurzhanteln maximal weit nach oben und ziehen Sie dabei die Schulterblätter so eng wie möglich zusammen.
- Bei einer erhöht gestellten Flachbank kann die Übung auch mit einer Langhantel durchgeführt werden.

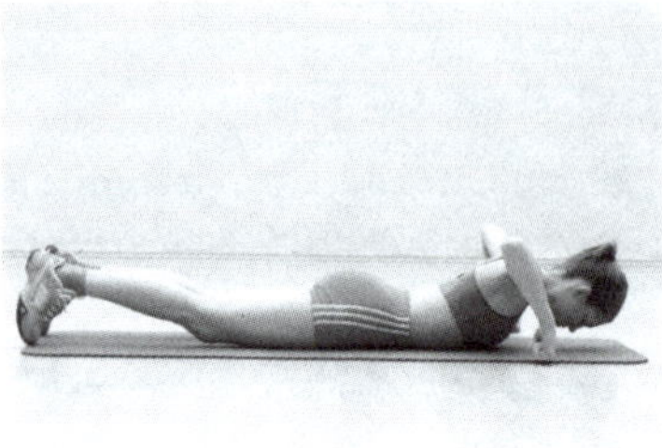

Reverse Flys in Bauchlage am Boden

EFFEKTIVITÄT

- Diese hoch wirksame Übung kräftigt vor allem den mittleren Anteil des Kapuzenmuskels sowie die Rautenmuskeln.
- Zusätzlich wird der hintere Anteil des Deltamuskels aktiviert.

ÜBUNGSAUSFÜHRUNG

- Setzen Sie in der Bauchlage die Fäuste am Boden auf; die Unterarme sind senkrecht und die Handflächen zeigen nach außen. Der Oberarm-Rumpf-Winkel beträgt ca. 90°.
- Halten Sie den Kopf in Verlängerung der Wirbelsäule (Kopf nicht in den Nacken nehmen) oder legen Sie die Stirn ab.
- Ziehen Sie die Ellbogen maximal weit nach oben (Schulterblätter zusammenziehen), so dass sich die Fäuste vom Boden abheben.

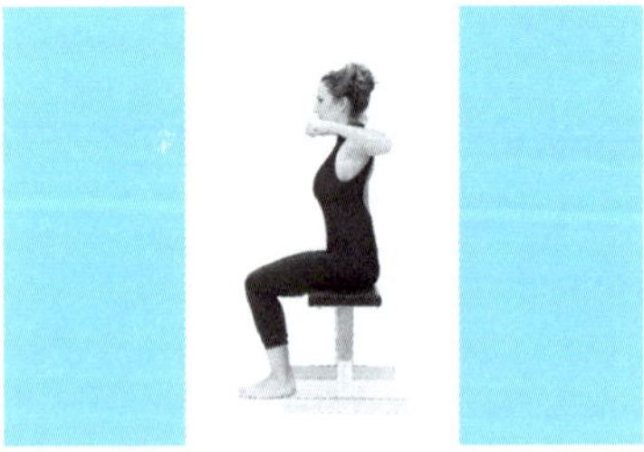

Reverse Flys im Sitz oder Stand (Adler)

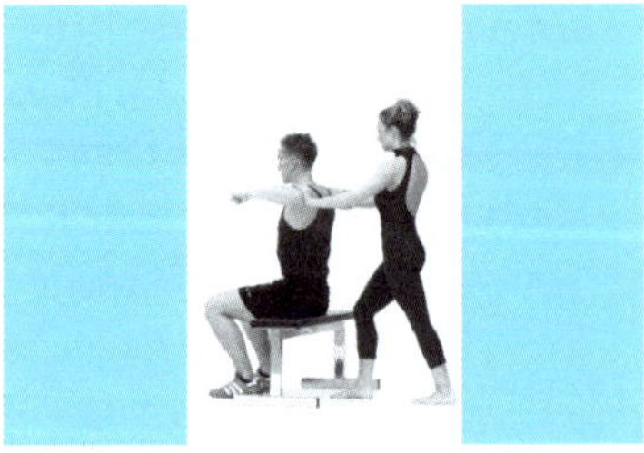

Reverse Flys im Sitz oder Stand mit Partnerwiderstand (Adler)

EFFEKTIVITÄT

- Diese Übungen sind hoch intensiv für den gesamten Kapuzenmuskel: Platz 6 für den mittleren und Platz 5 für den oberen Anteil. Zusätzlich wird der Rückenstrecker aktiviert.

ÜBUNGSAUSFÜHRUNG

- Setzen Sie sich aufrecht hin und spannen Sie den Bauch leicht an. Führen Sie die gebeugten Arme innenrotiert (die Daumen zeigen nach unten) maximal weit rückwärts-hoch und ziehen Sie die Schulterblätter so weit wie möglich nach hinten. Der Winkel im Ellbogen und der Oberarm-Rumpf-Winkel betragen jeweils ca. 90°. Halten Sie diese Position.
- Die Übung kann noch intensiviert werden, indem der Partner hinten auf die Oberarme Widerstand ausübt.

3. Reverse-Fly-Ausführungen bei anderen Kraftübungen

Rudern im Stand vorgebeugt mit Langhantel (Reverse-Fly-Ausführung)

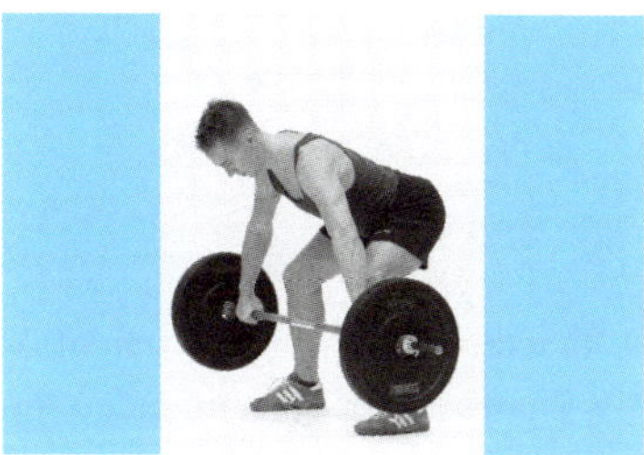

Ausgangsstellung

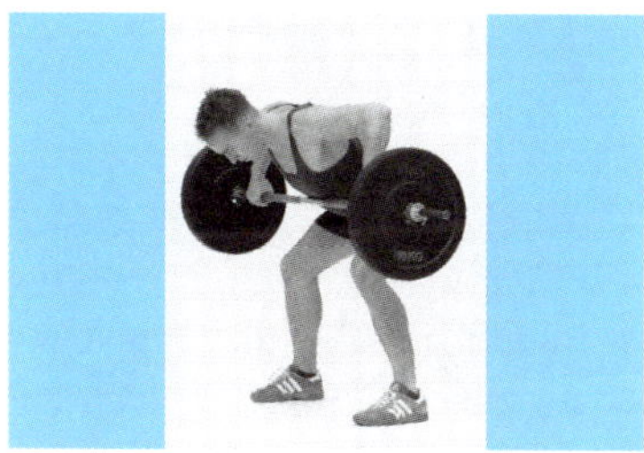

Endposition

EFFEKTIVITÄT

- Rudern im Stand vorgebeugt mit Langhantel ist eine hervorragende Komplexübung für alle drei Teile des Kapuzenmuskels: Platz 1 für den oberen, Platz 2 für den mittleren und Platz 4 für den unteren Anteil.
- Zusätzlich werden die Rautenmuskeln, der hintere Deltamuskel sowie der Rückenstrecker im Bereich der Brust- und Lendenwirbelsäule hoch intensiv aktiviert.
- Endkontraktionen aktivieren die betroffenen Muskeln zusätzlich.

ÜBUNGSAUSFÜHRUNG

- Stellen Sie sich etwa schulterbreit mit leicht gebeugten Kniegelenken hin. Neigen Sie den Rumpf nach vorne; halten Sie dabei den Rücken gerade.
- Fassen Sie die Langhantel mit breitem Griff und spannen Sie die Rückenmuskulatur an. Ziehen Sie die Hantel an die Brust und senken Sie sie anschließend kontrolliert wieder ab.
- Die Übung ist technisch anspruchsvoll und muss gewissenhaft erlernt werden, bevor mit schweren Gewichten trainiert wird.

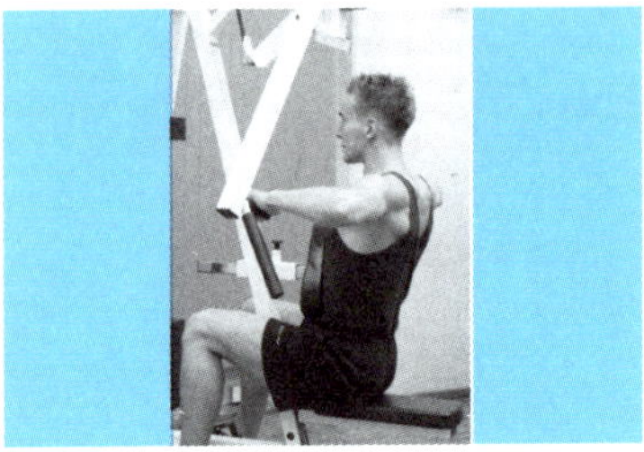

Rudern an der Rudermaschine mit Bruststütze (Reverse-Fly-Ausführung)

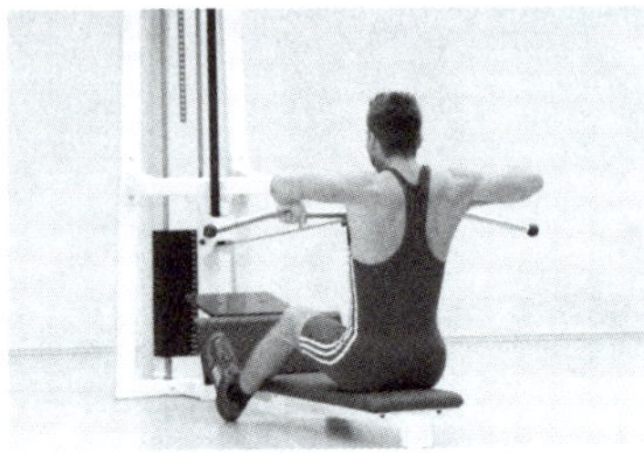

Rudern am Kabelzug (Reverse-Fly-Ausführung)

EFFEKTIVITÄT

- Rudern an Rudermaschinen und am Kabelzug im Sitz sind hoch effektive Übungen für den oberen (Platz 3, s. S. 90) und quer verlaufenden Anteil (Platz 4, s. S. 86) des Kapuzenmuskels, wenn ein breiter Ristgriff gewählt wird (Reverse-Fly-Ausführung).
- Zusätzlich werden die Rautenmuskeln, der hintere Deltamuskel sowie der Rückenstrecker im Bereich der Brustwirbelsäule intensiv aktiviert.
- Endkontraktionen erhöhen die Intensität zusätzlich.

ÜBUNGSAUSFÜHRUNG

- Stellen Sie den Sitz der Rudermaschine vor der Bruststütze in der Höhe so ein, dass ein hohes Abspreizen der Oberarme erleichtert wird, und benutzen Sie die waagerechten Griffe.
- Ziehen Sie die Oberarme und Schulterblätter maximal weit zurück; achten Sie dabei auf eine betont hohe Führung der Ellbogen nach oben außen (Oberarm-Rumpf-Winkel 90°).

- Die Übung kann auch am Kabelzug durchgeführt werden, wobei Sie auf einen geraden Rücken bei der Übungsausführung achten sollten. Aufgrund der schwierigeren Stabilisierung durch die fehlende Bruststütze und das somit verringerte Gewicht reduziert sich allerdings die Aktivierung der beteiligten Muskeln. Besonders effektiv wird die Übung für den oberen Anteil der Kapuzenmuskels, wenn die Kraftmaschine so konstruiert ist, dass das Kabel schräg von unten gezogen werden kann.

4. Ergänzende Übungen für den Kapuzenmuskel

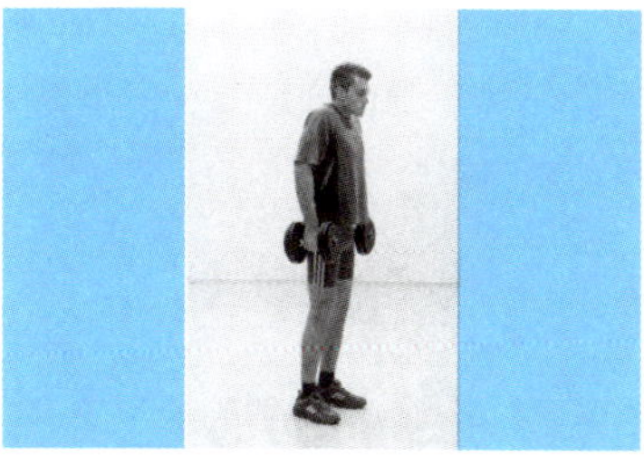

Schulterheben / Schulterrollen mit Kurzhanteln

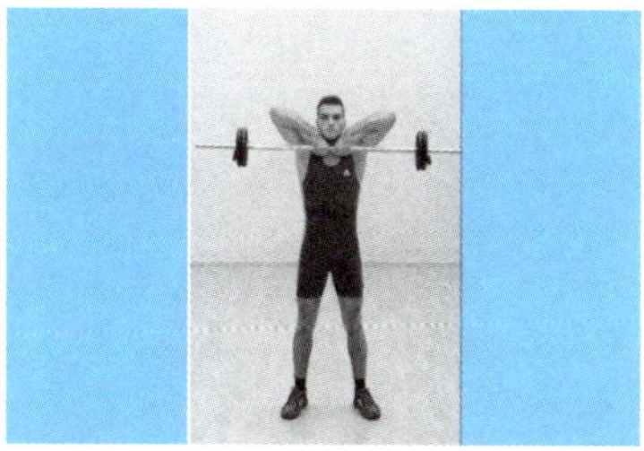

Frontziehen mit der SZ-Hantel im Stand

EFFEKTIVITÄT

- Die Übungen Schulterheben und Frontziehen sind sehr effektive Übungen für den oberen Anteil des Kapuzenmuskels (Platz 6). Beim Frontziehen mit der Langhantel wird auch der Deltamuskel aktiviert. Endkontraktionen im höchsten Punkt (Schultern zu den Ohren ziehen) intensivieren die Übung zusätzlich.

ÜBUNGSAUSFÜHRUNG

- Stellen Sie sich schulterbreit mit leicht gebeugten Knien hin. Spannen Sie die Rumpfmuskulatur an und ziehen Sie die Schultern mit den Kurzhanteln so hoch wie möglich bzw. führen Sie zusätzlich kreisende Bewegungen (Schulterrollen) durch, wobei Sie die Schultern maximal nach oben und nach hinten ziehen. Die Arme bleiben lang.
- Beim Frontziehen ziehen Sie die Hantelstange mit engem Griff möglichst hoch Richtung Kinn; Ihre Ellbogen zeigen dabei nach außen und sind am Ende der Bewegung höher als die Hände.

- Die Übung kann auch am Kabelzug durchgeführt werden, wobei der Kabelzug von unten kommt.

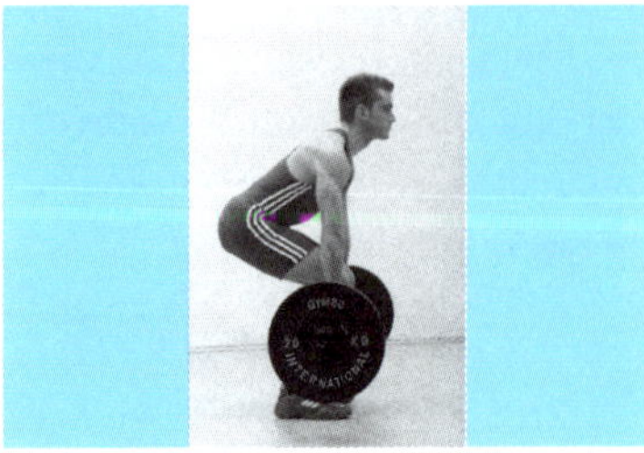

Kreuzheben

- Auch die Übung Kreuzheben ist sehr effektiv für den absteigenden Teil des Kapuzenmuskels (detaillierte Übungsausführung s. S. 76 – Übungen für den unteren Rückenstrecker).

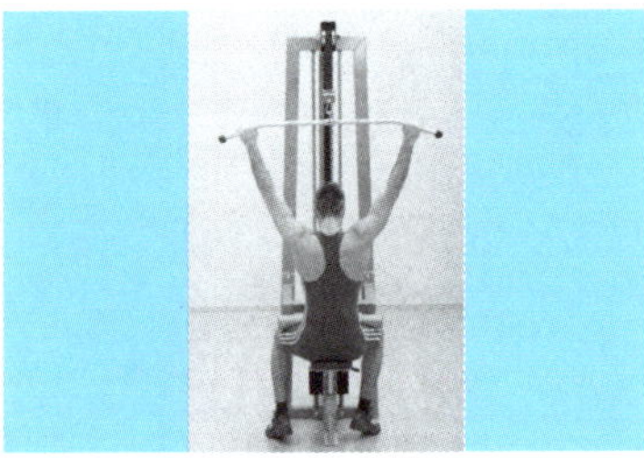

Lat-Ziehen (mit betontem Herabziehen der Schultern)

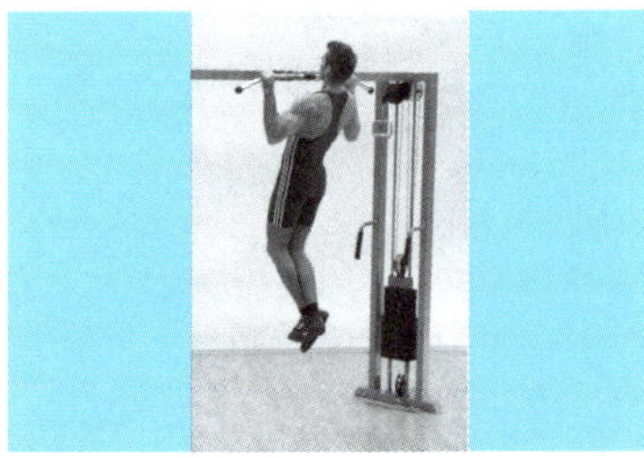

Klimmziehen (mit betontem Herabziehen der Schultern)

- Die Übungen Lat-Ziehen und Klimmziehen aktivieren den unteren Kapuzenmuskel vor allem dann, wenn sie mit betontem Herabziehen der Schultern durchgeführt werden (detaillierte Übungsausführung s. S. 118 – 122 – Übungen für den Breiten Rückenmuskel).

Übungsvarianten ohne Kraftmaschinen und Hanteln zum Training des oberen Rückens

Bei den nachfolgenden Übungen in Bauchlage sollten Sie folgende Hinweise beachten:

- Legen Sie die Stirn auf den Boden oder heben Sie den Kopf vom Boden ab in Verlängerung des Rumpfes (den Kopf nicht in den Nacken nehmen).

- Sie können einem verstärkten Hohlkreuz durch Anspannung der Bauch- und Gesäßmuskulatur im Lendenwirbelsäulenbereich entgegenwirken (ggf. das Becken mit einer Handtuchrolle unterlagern). Ein Abheben der Beine kann verhindert werden, indem Sie die Fußoberseite leicht in den Boden drücken bzw. die Fußspitzen aufstellen (ggf. Fersen gegeneinander drücken).
- Atmen Sie während der Bewegungsausführung ruhig weiter und vermeiden Sie Pressatmung.

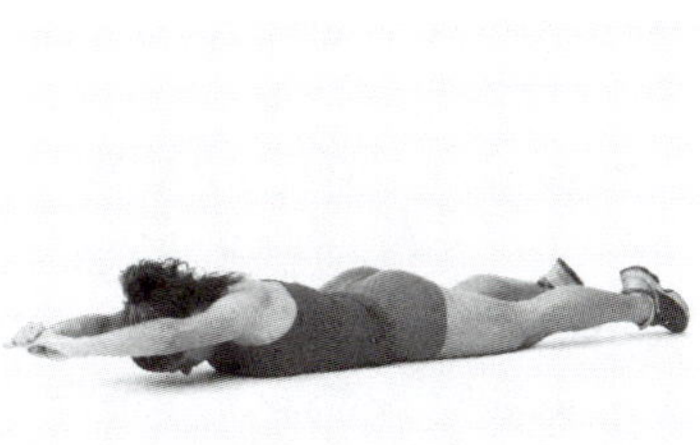

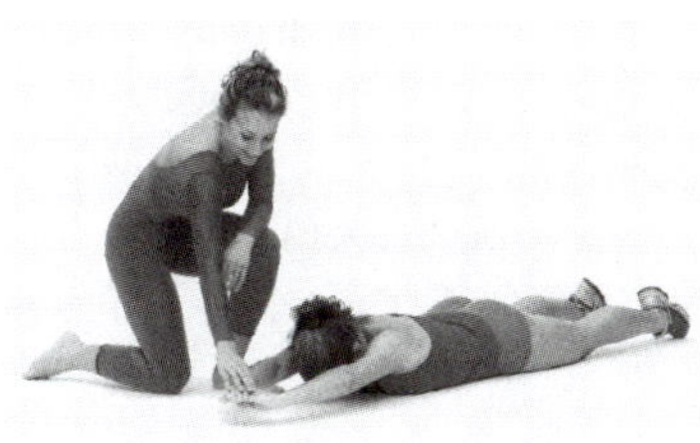

ÜBUNGSAUSFÜHRUNG

- Legen Sie die Hände aufeinander und heben Sie beide Arme gestreckt vor dem Kopf ab.
- Führen Sie jetzt kleine langsame Kreisbewegungen mit beiden Armen durch.
- Die Intensität kann durch Partnerwiderstand links, rechts oder oben auf den Händen erhöht werden, wobei der Trainierende sich nicht verschieben lässt.

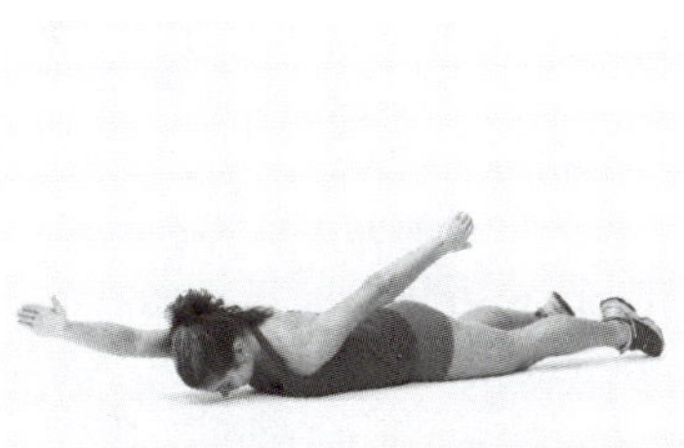

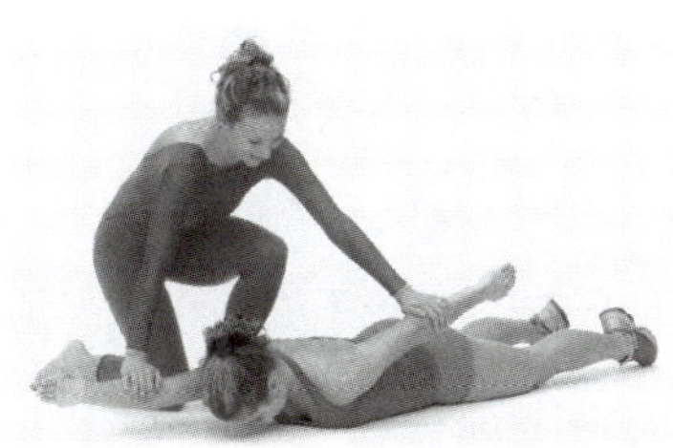

ÜBUNGSAUSFÜHRUNG

- Heben Sie unter Spannung einen Arm gestreckt nach vorne, den anderen Arm gestreckt nach hinten vom Boden ab.
  Eine Intensitätserhöhung kann durch Partnerwiderstand auf beiden Armen oder seitlich erfolgen; der Trainierende lässt sich nicht verschieben.

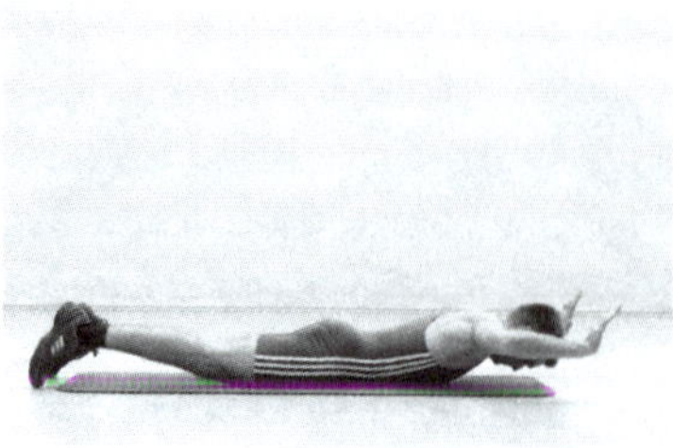

ÜBUNGSAUSFÜHRUNG

- Beugen und strecken Sie die abgehobenen Arme vor dem Kopf langsam mit der Vorstellung, einen ganz schweren Widerstand nach vorne wegzuschieben (Arme strecken) und dann wieder heranzuziehen (Fäuste ballen, Arme beugen).

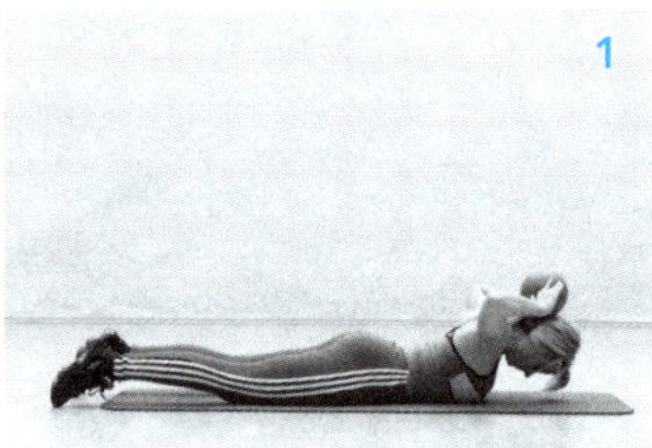

1

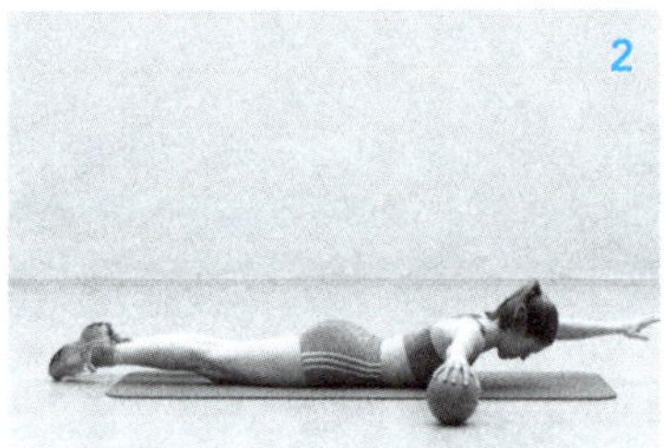

2

ÜBUNGSAUSFÜHRUNG 1

- Legen Sie einen Ball in den Nacken und halten Sie ihn dort fest. Führen Sie die Ellbogen maximal nach oben und ziehen Sie die Schulterblätter zusammen.

ÜBUNGSAUSFÜHRUNG 2

- Rollen Sie einen Ball an der Körperseite mit gestrecktem Arm zum Oberschenkel und wieder zurück zur anderen Seite; anschließend Handwechsel. Halten Sie den freien Arm jeweils gestreckt vor dem Kopf angehoben.

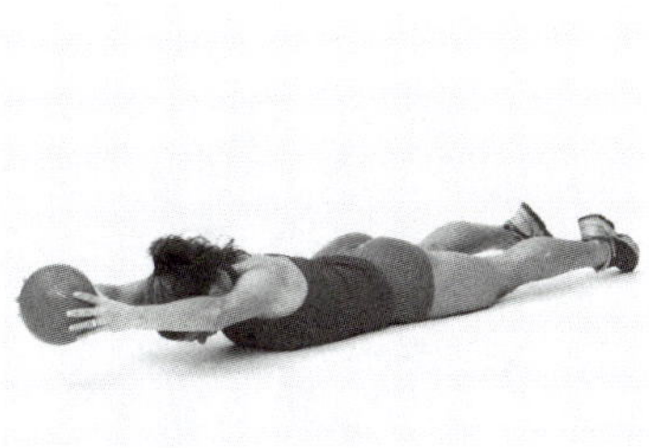

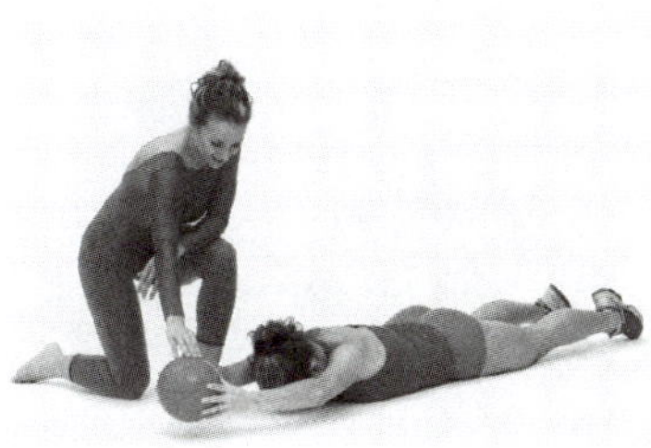

ÜBUNGSAUSFÜHRUNG

- Heben Sie einen Ball mit gestreckten Armen an und führen Sie kleine Kreisbewegungen durch.
- Eine Intensitätserhöhung kann durch dosierten Partnerwiderstand links, rechts oder oben erfolgen; der Trainierende lässt sich nicht verschieben.

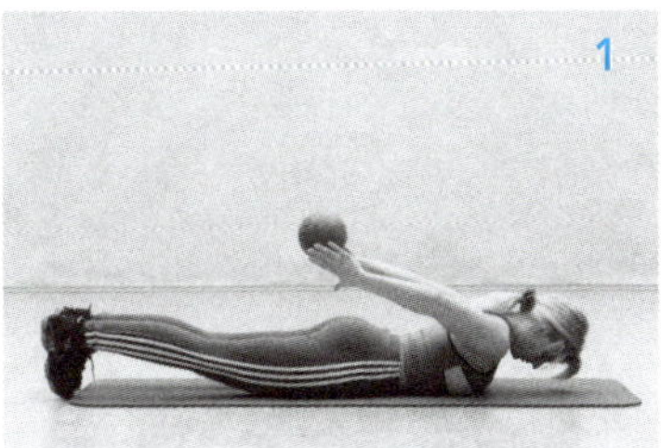

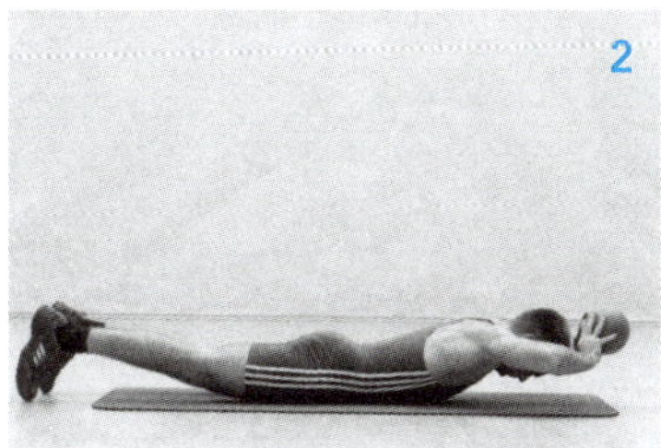

ÜBUNGSAUSFÜHRUNG 1

- Übergeben Sie im Wechsel einen Ball mit abgehobenen Armen vor dem Kopf und hinter dem Rücken.

ÜBUNGSAUSFÜHRUNG 2

- Drücken Sie mit abgehobenen Armen einen Ball gegen einen imaginären Widerstand unter Muskelspannung langsam weg und ziehen Sie ihn anschließend wieder zu sich heran.

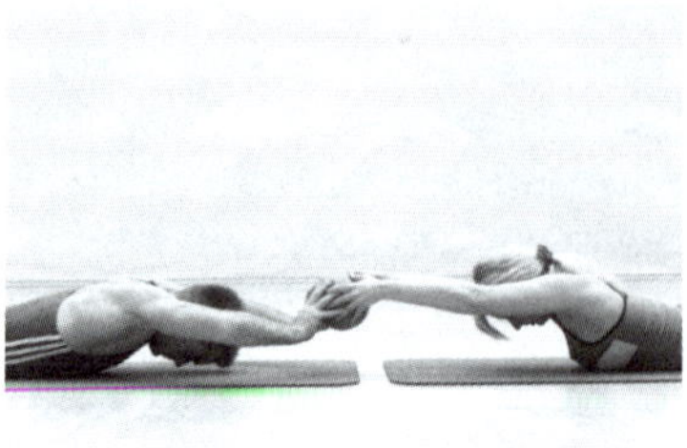

ÜBUNGSAUSFÜHRUNG

- Zwei Partner liegen sich mit ausgestreckten Armen gegenüber.
- Übernehmen Sie den Ball vom Partner und übergeben Sie ihn hinter dem Rücken in die andere Hand. Anschließend geben Sie den Ball dem Partner wieder zurück. Je nach Trainingszustand kann der Partner die gestreckten Arme vorne abgehoben halten oder auf den Boden absenken, wenn der Ball übergeben wurde.

Der Breite Rückenmuskel

Funktion und Training

Der Breite Rückenmuskel (M. latissimus dorsi) prägt das Relief des Rückens am stärksten und verleiht ihm die athletische V-Form, das breite Kreuz. Er ist flächenmäßig der größte Muskel des Körpers und bei fast allen Sportarten in irgendeiner Weise beteiligt. Da er den erhobenen Arm nach unten senkt, spielt er beispielsweise bei allen Wurf- und Schlagbewegungen eine große Rolle. Darüber hinaus führt er den Arm an den Körper heran (Adduktion) und hilft bei der Einwärtsdrehung (Innenrotation).

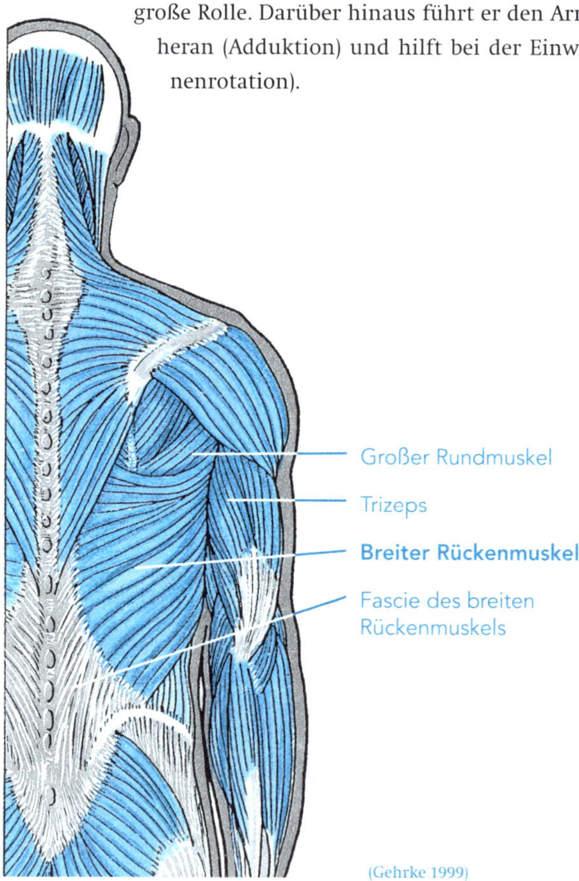

(Gehrke 1999)

Top 12 für den Breiten Rückenmuskel

Wir haben insgesamt die Intensität von 26 Übungen für den breiten Rückenmuskel gemessen. Dabei handelt es sich vor allem um Varianten der Grundübungen Latissimus-Drücken in Rückenlage, Lat-Ziehen, Rudern und Klimmziehen. Aus der großen Anzahl von Übungsvarianten haben wir nur die 12 effektivsten in die Rangliste aufgenommen. Es wurden für den breiten Rückenmuskel zwei Messreihen erstellt: eine für den oberen und eine für den unteren Anteil. Ein Vergleich der beiden Rangreihen ergab kaum Unterschiede, sodass eine Differenzierung von Übungen für den oberen und unteren Anteil nicht möglich und notwendig ist. Der Breite Rückenmuskel wird immer komplett erfasst. Im Kommentar zur Übungsrangliste und bei der detaillierten Beschreibung der Übungen (s. S. 115) werden alle Ergebnisse detailliert erläutert.

Top 12: Breiter Rückenmuskel

Rang	Übung	$\bar{x}$R
1	Lat-Drücken in Rückenlage, Schultern und Gesäß abgehoben, großer Kniegelenkwinkel, Oberarm-Boden-Winkel 15°, statisch (S. 115)	1,8
2	Klimmzug zum Nacken mit weitem Ristgriff (S. 118)	4,6
3	Rudern einarmig vorgebeugt mit Kurzhantel, Kammgriff (S. 123)	5,0
4	Klimmzug in Schräglage, Fersen aufgesetzt, Ristgriff (Tischklimmzug, Multipresse) (S. 118)	5,2
5	Rudern im Sitz durch Zug an den Knien, statisch (S. 124)	5,3
6	Klimmzug zur Brust mit schulterbreitem Ristgriff, mit Endkontraktionen, standardisiert durch Gewichtsreduzierung (S. 118)	6,2
7	Lat-Drücken in Rückenlage, Oberkörper anheben (Gesäß bleibt am Boden), Becken gekippt, dynamisch (S. 116)	6,7

Rang	Übung	$\bar{x}$ R
8	Rudern einarmig vorgebeugt mit Kurzhantel, Ristgriff (S. 123)	6,9
9	Lat-Ziehen zur Brust an der Maschine mit engem Kammgriff, Oberarm-Rumpf-Winkel in der Ausgangsstellung 135° (S. 120)	8,0
10	Klimmzug zum Nacken mit schulterbreitem Ristgriff ohne Endkontraktionen, standardisiert durch Gewichtsreduzierung (S. 118)	8,9
11	Rudern im Sitz an der Maschine mit Bruststütze, Oberarme anliegend (S. 123)	9,2
12	Lat-Ziehen zum Nacken an der Maschine, Oberarm-Rumpf-Winkel in der Ausgangsstellung 180° (S. 120)	10,0

EMG-Rangliste von 12 Übungen für den Breiten Rückenmuskel nach dem durchschnittlichen Rangplatz ($\bar{x}$ R); n = 10

Top 12: Breiter Rückenmuskel, graphische Darstellung

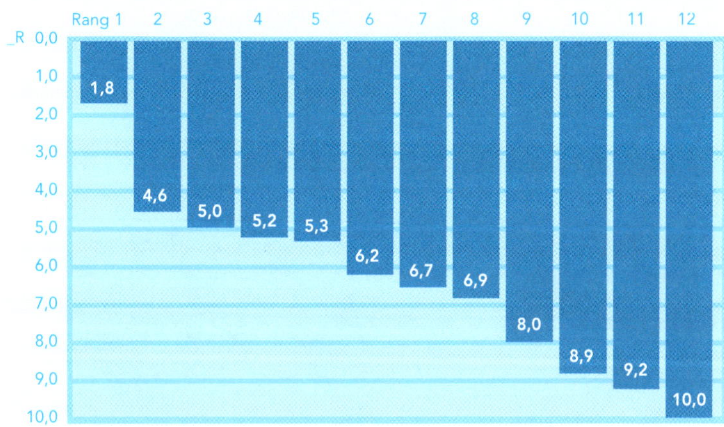

Übersicht: Top-12-Übungen für den breiten Rückenmuskel

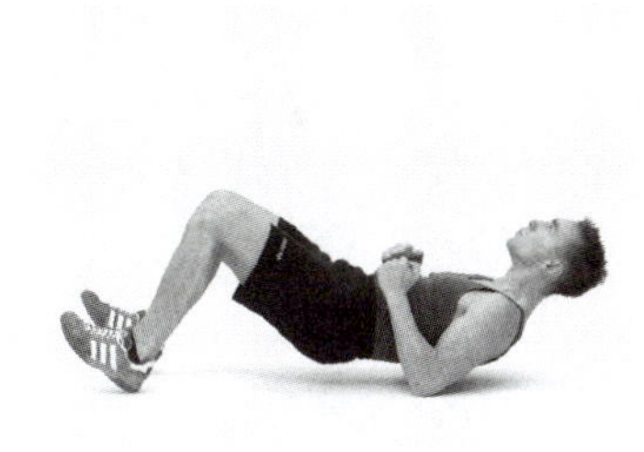

1 Lat-Drücken in Rückenlage, Schultern und Gesäß abgehoben, großer Kniegelenkwinkel, Oberarm-Boden-Winkel 15°, statisch

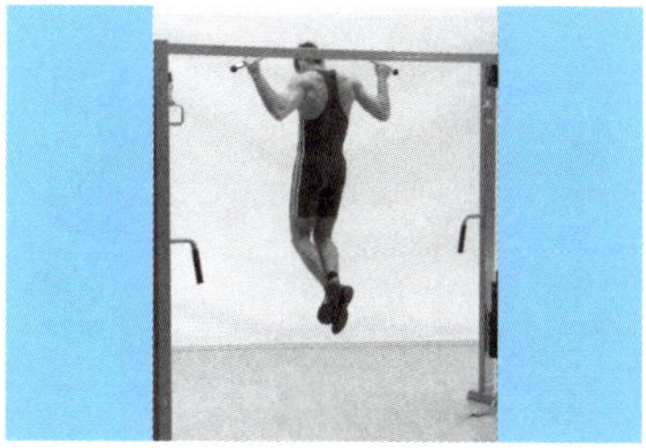

2 Klimmzug zum Nacken mit weitem Ristgriff

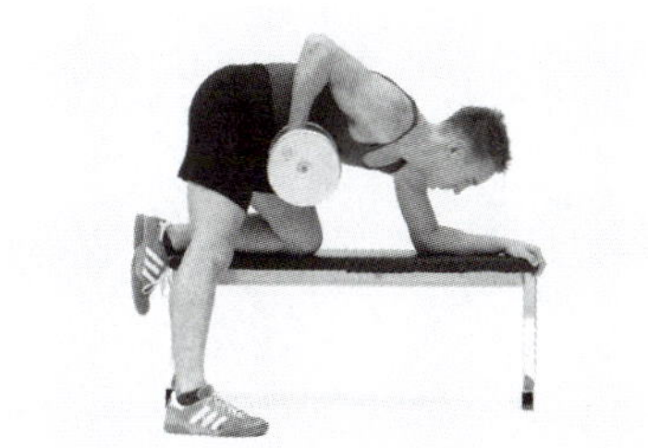

3 Rudern einarmig vorgebeugt mit Kurzhantel, Kammgriff

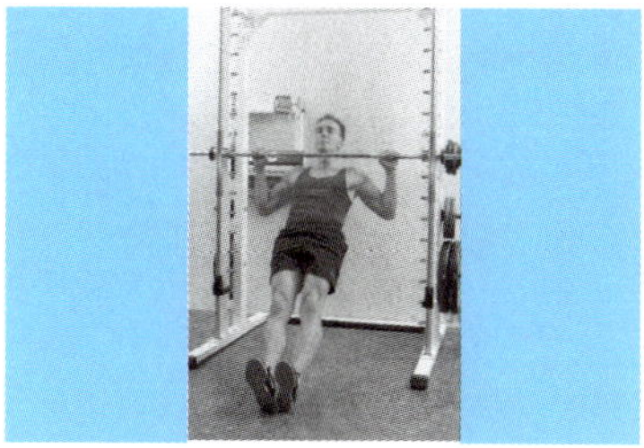

4 Klimmzug in Schräglage, Fersen aufgesetzt, Ristgriff (Tischklimmzug, Multipresse)

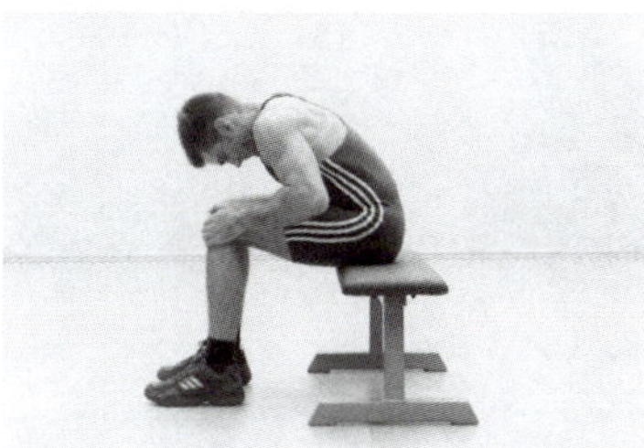

5 Rudern im Sitz durch Zug an den Knien, statisch

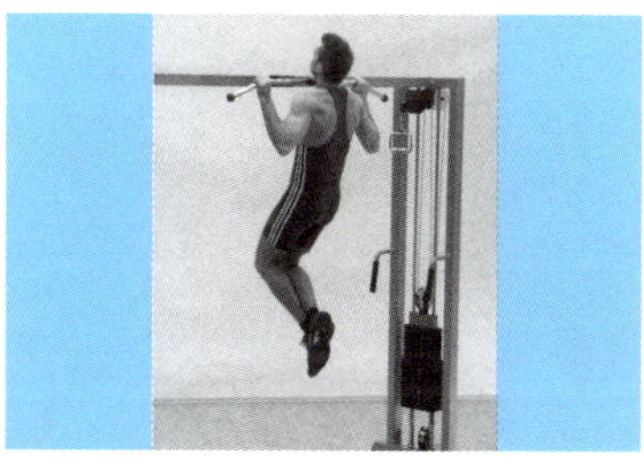

6 Klimmzug zur Brust mit schulterbreitem Ristgriff, mit Endkontraktionen, standardisiert durch Gewichtsreduzierung

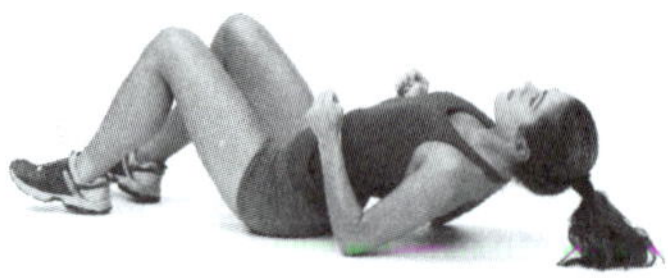

7 Lat-Drücken in Rückenlage, Oberkörper anheben (Gesäß bleibt am Boden), Becken gekippt, dynamisch

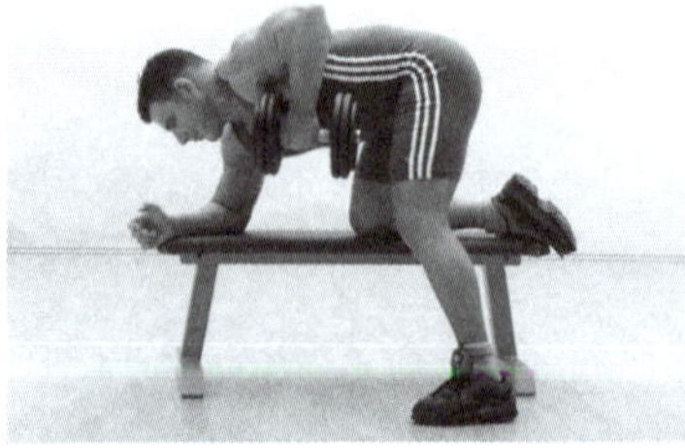

8 Rudern einarmig vorgebeugt mit Kurzhantel, Ristgriff

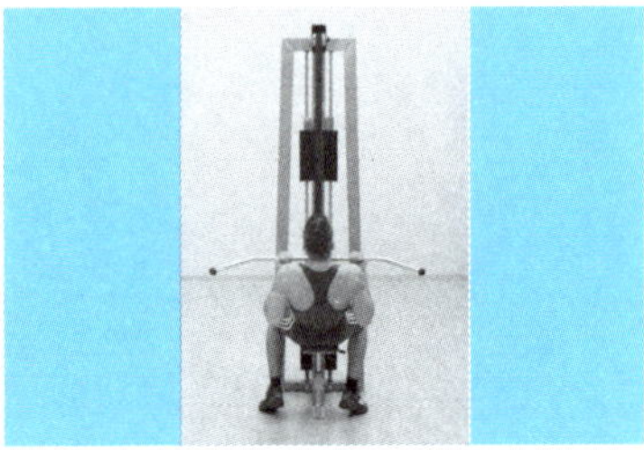

9 Lat-Ziehen zur Brust an der Maschine mit engem Kammgriff, Oberarm-Rumpf-Winkel in der Ausgangsstellung 135°

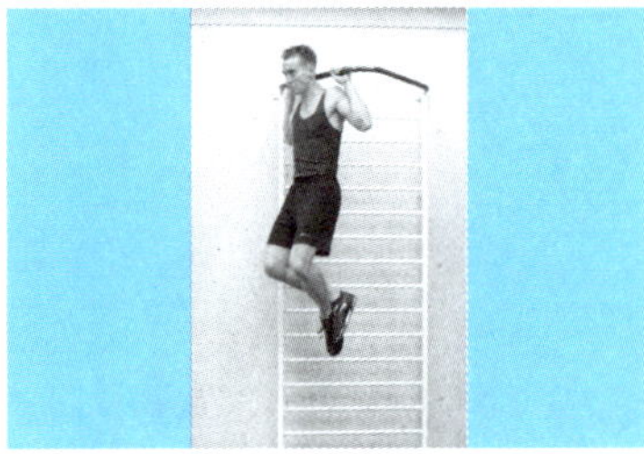

10 Klimmzug zum Nacken mit schulterbreitem Ristgriff ohne Endkontraktionen, standardisiert durch Gewichtsreduzierung

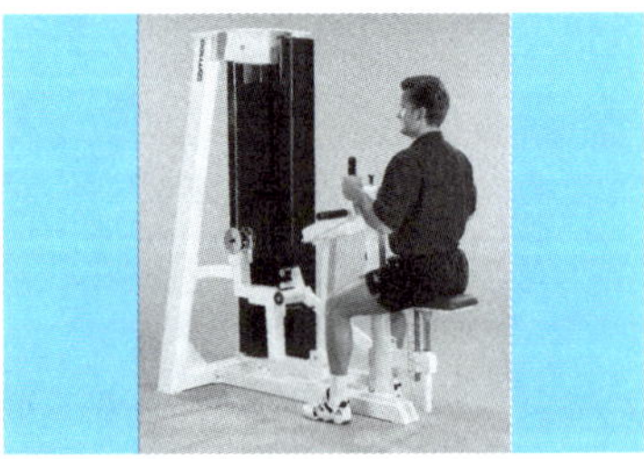

11 Rudern im Sitz an der Maschine mit Bruststütze, Oberarme anliegend

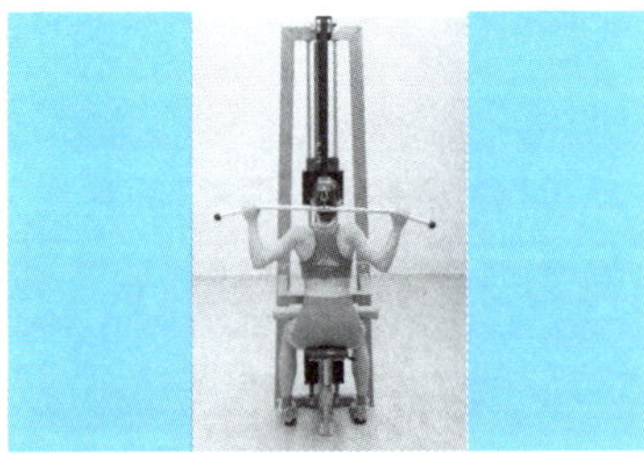

12 Lat-Ziehen zum Nacken an der Maschine, Oberarm-Rumpf-Winkel in der Ausgangsstellung 180°

Kommentar zur Rangliste «Breiter Rückenmuskel»

- Die Intensität der Muskelkontraktion nimmt von Übung 1 bis 12 um ca. 45 % ab, wobei der Intensitätsabfall von Übung 1 auf 2 bereits 30 % beträgt.
- Je größer der Intensitätsabfall von einer Übung zur nächsten ausfällt, desto stärker unterscheiden sich die Übungen hinsichtlich ihrer Effektivität. Der größte Intensitätsabfall besteht hier von Übung 1 auf 2.
- Übungen mit eng beieinander liegenden Rangplatzwerten weisen dagegen vergleichbar hohe Intensitäten auf und sind deshalb als nahezu gleichwertig anzusehen. Dies gilt hier für die Übungen 2 bis 5, 7 und 8 sowie 10 und 11.
- Von der Übung 2 bis 12 liegen nur geringe Intensitätsabstufungen vor, da die letztplatzierte Übung 12 nur eine um ca. 15 % geringere Muskelaktivierung erreicht als die Übung auf Platz 2. Dies bedeutet, dass alle Übungen von 2 bis 12 relativ gleichwertig sind und im Training alternativ eingesetzt werden können.
- Die Übung «Lat-Drücken in Rückenlage, Schultern und Gesäß abgehoben, großer Kniegelenkwinkel, Oberarm-Boden-Winkel 15°, statisch» ist mit großem Abstand die absolute Top-Übung für den breiten Rückenmuskel.
- Die Übungen auf den Plätzen 1, 2, 4, 5 und 7 benutzen das eigene Körpergewicht und sind weder durch Gewichtsanpassungen, wie bei den Übungen 3, 6, 8, 9, 10, 11 und 12, noch durch die erreichbare Zeitdauer von 30 Sekunden standardisiert. Deshalb sind sie nicht direkt mit den anderen Übungen vergleichbar.
- Die intensiveren Varianten der Übung «Lat-Drücken in Rückenlage» liegen alle auf den ersten Plätzen der Gesamtrangliste von 26 Übungen. In die Top-12- Rangliste wurde davon nur die Übung auf Platz 1 aufgenommen. Die Variante mit der geringsten Intensität erreicht in den Top 12 immer noch Platz 7. Diese innovativen Übungen zeichnen sich durch zwei wesentliche Aspekte aus: (1) Der Bizeps, der bei vielen Latissimus-Übungen leistungsbegrenzend wirkt, wird hier nicht eingesetzt. (2) Die kleine Bewegungsamplitude, die in Rückenlage noch möglich ist, lässt nur die hoch wirksamen Endkontraktionen zu.
- Der bei vielen Menschen im Verhältnis zum Breiten Rückenmuskel schwächere Bizeps begrenzt häufig die Einsatzmöglichkeiten des stärkeren Breiten Rückenmuskels. Den ersten Rangplatz belegt deshalb die Übung Lat-Drücken ohne Bizepseinsatz (Platz 1), gefolgt von der Übungs-

gruppe Rudern vorgebeugt mit Kurzhantel (Plätze 3 und 8) mit relativ geringem Bizepseinsatz und am Schluss Übungen mit starkem Bizepseinsatz wie das Lat-Ziehen (Plätze 9 und 12).

- Folgende Einzelergebnisse konnten gefunden werden:
  - Bei der Übungsrangliste können drei Effektivitätsgruppen unterschieden werden:
    1. Lat-Drücken in Rückenlage ist mit Abstand die effektivste Übung.
    2. Die Übungen auf den Plätzen 2 bis 8 sind etwa 30 % bis 35 % weniger intensiv.
    3. Die Übungen auf den Plätzen 9 bis 12 sind etwa 45 % weniger intensiv.
  - Bei der hoch effektiven Übung «Rudern vorgebeugt mit Kurzhantel» ist die Ausführung mit Kammgriff (Handrücken zeigt nach unten) etwas effektiver als die Variante mit Ristgriff (Handrücken zeigt nach oben).
  - Beim Klimmziehen ist die Ausführung mit Ristgriff für den breiten Rückenmuskel effektiver als die Variante mit Kammgriff.
  - Das Rudern im Sitz an der Maschine ist mit Bruststütze effektiver als ohne.
  - Die Übungsausführung mit Endkontraktionen ist effektiver als ohne.
  - Die Heimübungen «Tischklimmzug in Schräglage» (Platz 4) und «Rudern im Sitz durch Zug an den Knien, statisch» (Platz 5) haben sich überraschenderweise als sehr effektiv erwiesen.

Die besten Übungen im Detail

Die Übung für den Breiten Rückenmuskel werden aufgrund übungsspezifischer Gesichtspunkte in vier Gruppen eingeteilt: 1. Lat-Drücken in Rückenlage, 2. Klimmzugvarianten, 3. Lat-Zug-Varianten und 4. Ruderübungen. Da es sich hierbei um komplexe Übungen handelt, werden auch der Große Rundmuskel (M. teres major), die Ellbogenbeuger (M. biceps brachii, M. brachialis, M. brachioradialis), der Kapuzenmuskel (M. trapezius, vor allem der mittlere und der untere Teil), die Rautenmuskeln (Mm. rhomboidei), der hintere Teil des Deltamuskels (M. deltoideus, pars clavicularis) sowie statisch der Gerade Rückenstrecker (M. erector spinae, vor allem im Bereich der Brust- und Lendenwirbelsäule) aktiviert.

1. Lat-Drücken in Rückenlage

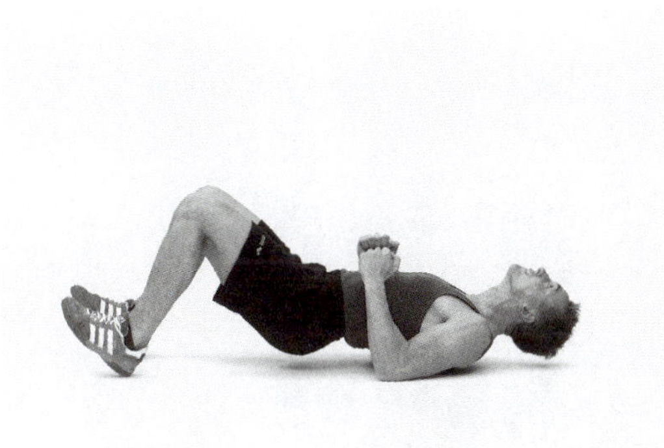

ÜBUNGSAUSFÜHRUNG

- Kippen Sie das Becken, heben Sie Oberkörper und Gesäß an. Schieben Sie den Körper in Richtung Kopf (nicht in Richtung Beine). Die Hubhöhe ist sehr gering; die Oberarme bleiben fast waagerecht und liegen fast flächig auf.
- Die Übung verlangt sehr viel Kraft und kann nur von sehr gut trainierten Athleten korrekt ausgeführt werden.
- Diese Variante ist die effektivste Lat-Übung.

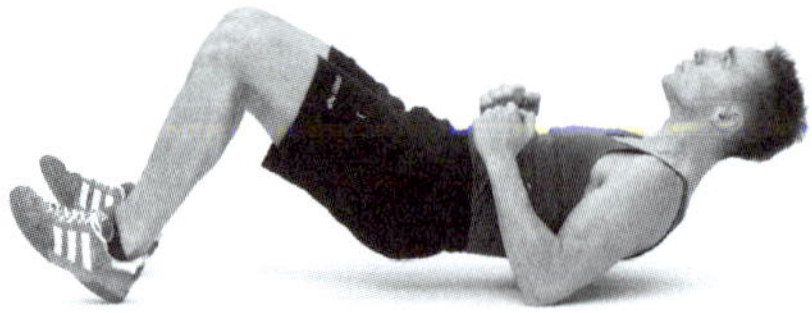

ÜBUNGSAUSFÜHRUNG

- Heben Sie Oberkörper und Gesäß ohne ausgeprägte Beckenkippung an. Es wird eine mittlere Hubhöhe erreicht; die Oberarme erreichen etwa einen 30°-Winkel zum Boden.
- Die Übung ist sehr intensiv und bleibt Fortgeschrittenen vorbehalten.

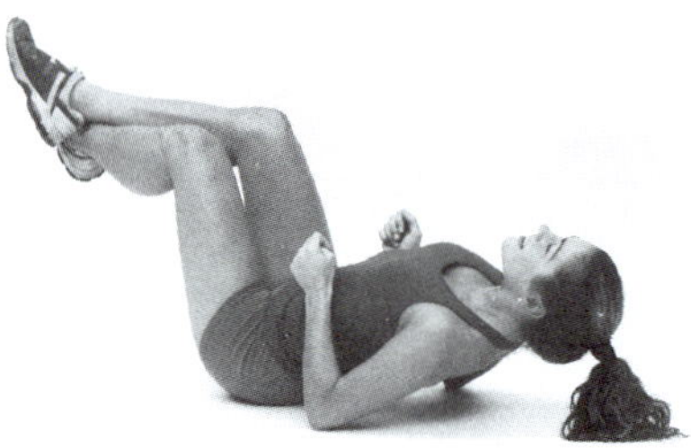

ÜBUNGSAUSFÜHRUNG

- Kippen Sie das Becken, ziehen Sie die Beine an, das Gesäß bleibt am Boden.
- Heben Sie den geraden Oberkörper (Hohlkreuz) so hoch wie möglich an («stolz werden»).
- Die sehr effektive Übung ist auch für leicht Fortgeschrittene geeignet. Für Frauen ist diese Übung eine schwere Variante.

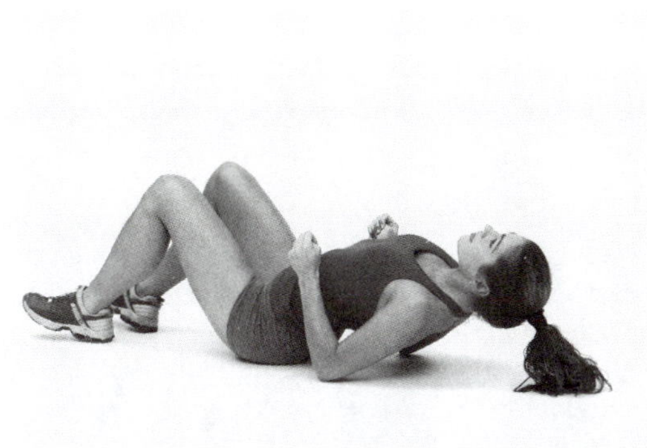

ÜBUNGSAUSFÜHRUNG

- Kippen Sie das Becken, Fersen und Gesäß bleiben am Boden.
- Heben Sie den geraden Oberkörper (Hohlkreuz) so hoch wie möglich an («stolz werden»).
- Diese Grundvariante ist für alle Leistungsklassen geeignet.
- Wenn die Kraft für diese Variante noch nicht ausreicht, kann die Übung auch mit aufgerichtetem Becken und mit Unterstützung der Bauchmuskeln ausgeführt werden.

EFFEKTIVITÄT

- Das Lat-Drücken ist die Top-Übung für den Latissimus, da die Armbeuger nicht eingesetzt werden können und durchgehend hochintensive Endkontraktionen durchgeführt werden.
- Am intensivsten ist die Variante mit gekipptem Becken und gleichzeitig abgehobenem Gesäß und Oberkörper.
- Eine Beckenkippung bei der Übungsausführung ist intensiver als eine Ausführungsvariante mit aufgerichtetem Becken, weil bei gekipptem Becken die Bauchmuskulatur kaum unterstützend mitarbeiten kann.

ÜBUNGSAUSFÜHRUNG

- Legen Sie sich auf den Rücken mit angewinkelten Beinen, ziehen Sie die Fußspitzen an und kippen Sie das Becken (Lendenwirbelsäule lordosieren).
- Pressen Sie die eng anliegenden Oberarme neben den Körper in den Boden. Die Ellenbogengelenke sind gebeugt, die Unterarme (Fäuste) zeigen Richtung Decke. Durch Druck der Oberarme gegen den Boden können

Sie jetzt Oberkörper und Gesäß (Varianten 1 und 2 – sehr schwer) oder nur den Oberkörper abheben (Varianten 3 und 4). Imitieren Sie eine Zug- oder Ruderbewegung und heben Sie den Oberkörper dabei so hoch wie möglich.

2. Klimmzugvarianten

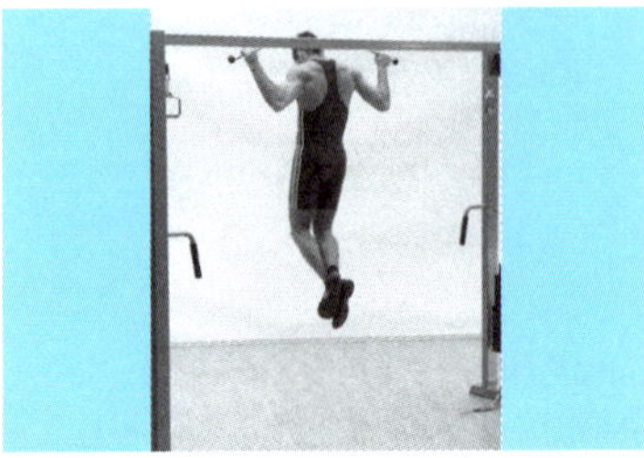

Klimmzug zum Nacken mit weitem Ristgriff

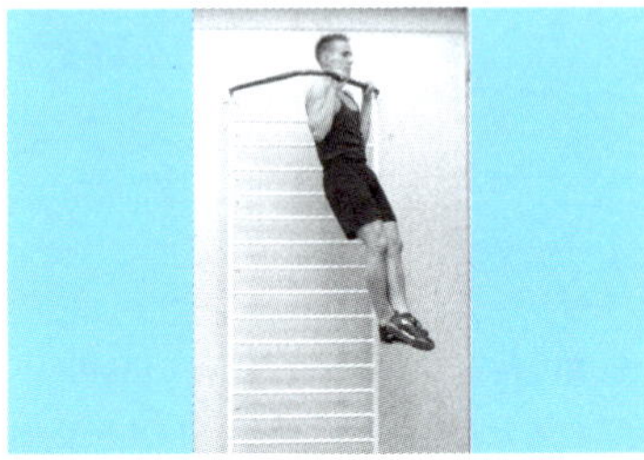

Klimmzug zur Brust mit schulterbreitem Griff

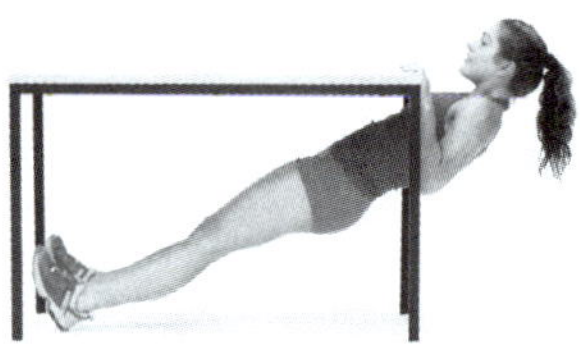

Klimmzug in Schräglage als Tischklimmzug

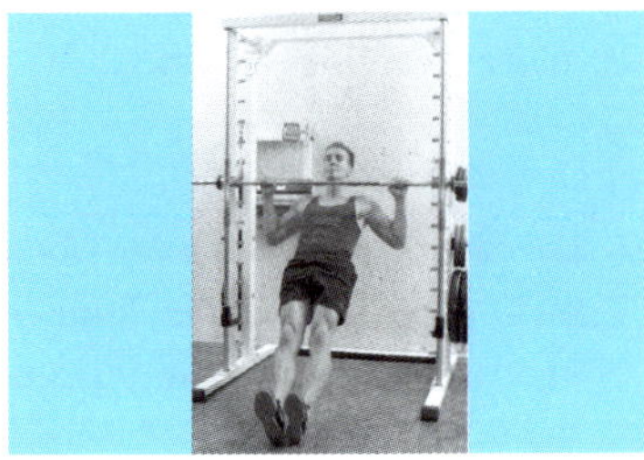

Klimmzug in Schräglage an der Multipresse

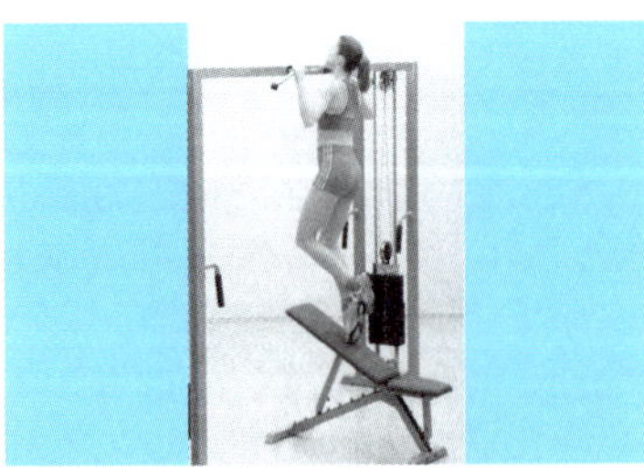

Klimmzug mit Beinunterstützung

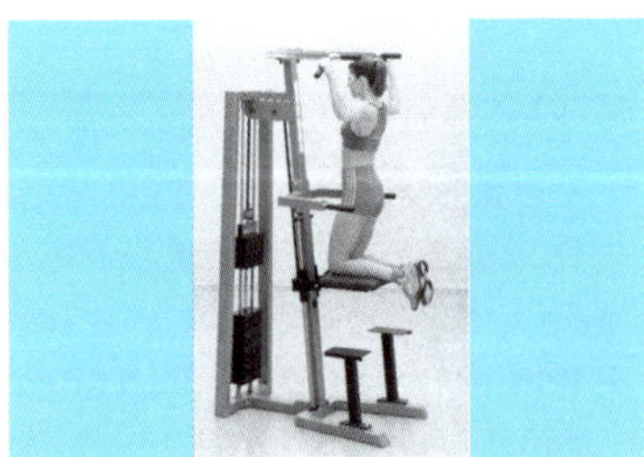

Klimmzug mit Gewichtsreduzierung

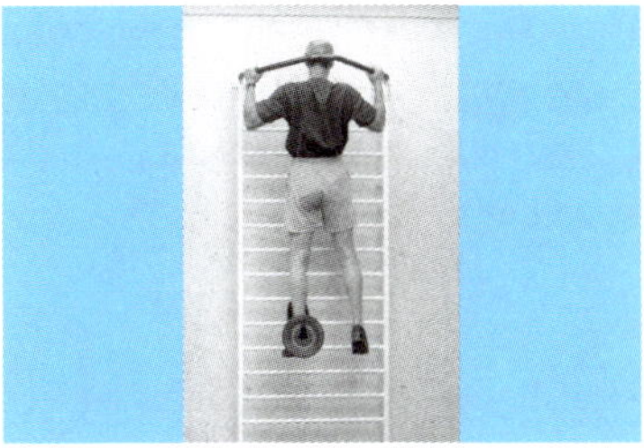

Klimmzug mit Zusatzgewicht

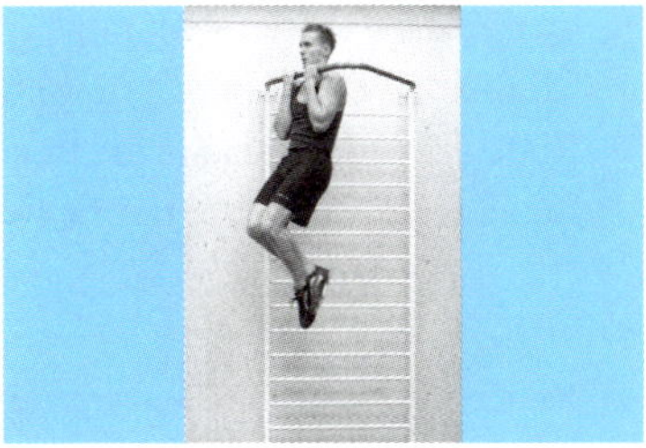

Klimmzug mit engem Kammgriff

EFFEKTIVITÄT

- Klimmzugvarianten sind sehr effektiv für das Training des Breiten Rückenmuskels (Plätze 2, 4, 6 und 8). Wie intensiv Sie Ihren Breiten Rückenmuskel hiermit beanspruchen, hängt vor allem von der Ausführungsvariante und der Kraft Ihrer Bizepsmuskeln ab.
- Klimmziehen zum Nacken ist effektiver als zur Brust.
- Ein weiter Griff ist effektiver als eine enge Griffhaltung. Der Kammgriff (Handfläche zeigt zum Körper) ist zwar für die Aktivität des Bizeps günstiger als der Ristgriff (Handrücken zeigt zum Körper), für die Aktivierung des Breiten Rückenmuskels ist jedoch der Ristgriff etwas intensiver.
- Die Effektivität hängt von Ihrem Körpergewicht und Ihrer individuellen Leistungsfähigkeit ab. Wenn Sie nur ein bis zwei Klimmzüge bewältigen können, so stellt jede Einzelwiederholung eine annähernd maximale Kraftleistung dar. Sind hingegen 20 Klimmzüge ohne Pause möglich, dann ist die Muskelaktivierung vergleichsweise deutlich geringer.
- Beim Absenken des Körpers sollten die Ellbogengelenke immer ein wenig gebeugt bleiben. Bei gestreckten Armen ist kaum noch Muskelaktivität vorhanden; das Körpergewicht wird in diesem Fall durch die passiven Strukturen des Bewegungsapparates gehalten.

ÜBUNGSAUSFÜHRUNG

- Fassen Sie die Klimmzugstange im weiten Griff und ziehen Sie den Körper mit dem Nacken zur Stange. Je nach Ausführungsvariante können Sie auch enger greifen bzw. die Stange zur Brust ziehen.
- Senken Sie den Rumpf beim Nachgeben nicht vollständig ab (lassen Sie die Arme immer etwas gebeugt), weil sonst die Aktivität des Breiten Rückenmuskels nachlässt.
- Trainierende, bei denen die Kraft für eine ganze Serie Klimmzüge nicht

ausreicht, können die Übungen auch mit Beinunterstützung oder an der Klimmzug-Maschine mit Gewichtsreduzierung durchführen. Bei hohem Kraftniveau können Sie die Intensität durch Zusatzgewichte an den Füßen oder an der Hüfte mit Gewichtsgurt deutlich erhöhen.

BESONDERE HINWEISE

- Bei den Varianten in Schräglage (Hantelstange oder Tisch) befindet sich Ihr Körper gestreckt unter der Stange oder dem Tisch, die Fersen sind aufgesetzt. Ziehen Sie aus dieser Position die Brust zur Stange (zum Tisch) und senken Sie den Körper anschließend wieder kontrolliert ab.
- Bei der Variante an der Klimmzug-Maschine mit Gewichtsreduzierung umfassen Sie die Handgriffe und knien oder stellen Sie sich auf die Unterstützungsfläche. Ziehen Sie den Körper nach oben und senken Sie ihn anschließend wieder ab. Die Ellbogen bleiben auch in der tiefsten Position leicht gebeugt.
  Ein Wechsel des Griffes (Ristgriff, Hammergriff, Kammgriff, enger Griff, weiter Griff) bietet Ihnen zahlreiche Variationsmöglichkeiten.
  Da die Übung durch die Steckgewichte beliebig erleichtert werden kann, lassen sich bei dieser Variante viele Klimmzüge unabhängig vom Kraftniveau durchführen.

3. Lat-Zug-Varianten

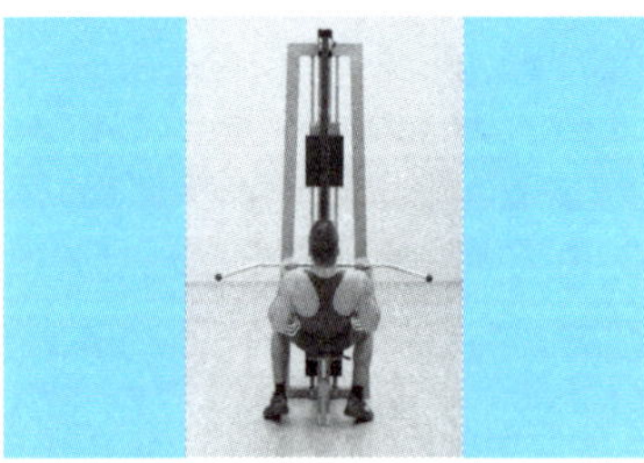

Lat-Ziehen mit zurückgeneigtem Oberkörper

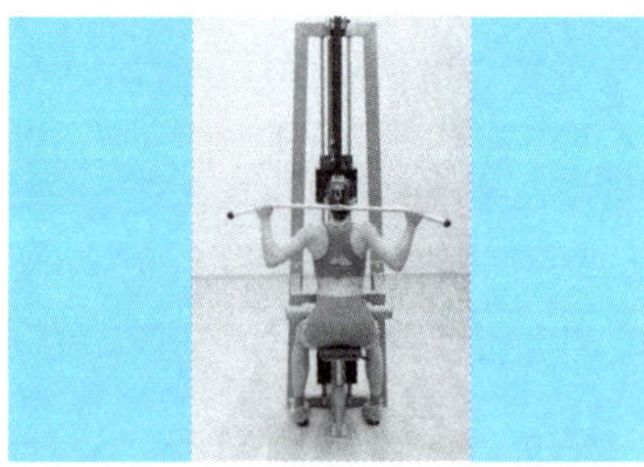

Lat-Ziehen zum Nacken

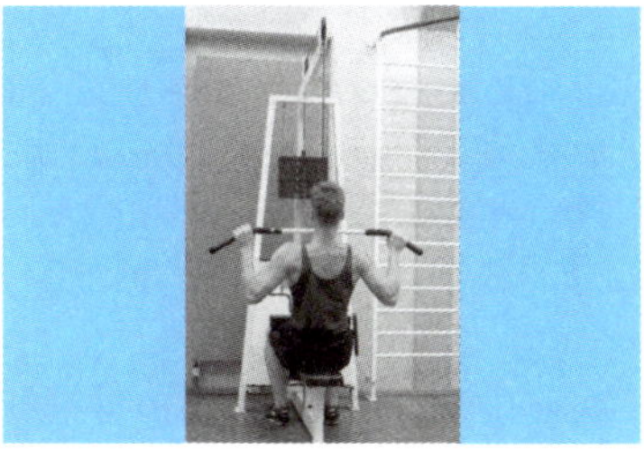

Lat-Ziehen zur Brust

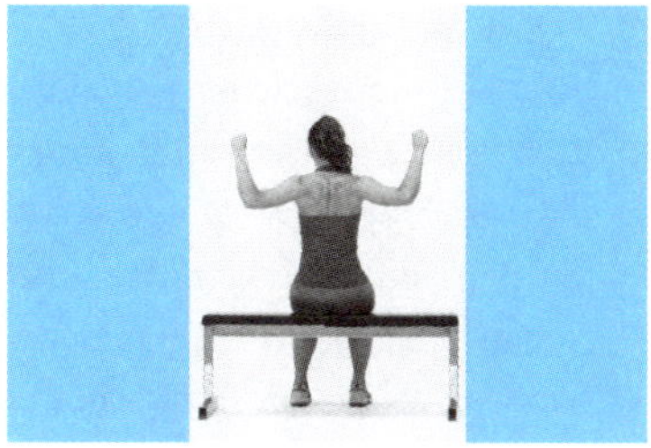

Lat-Ziehen mit imaginärem Widerstand

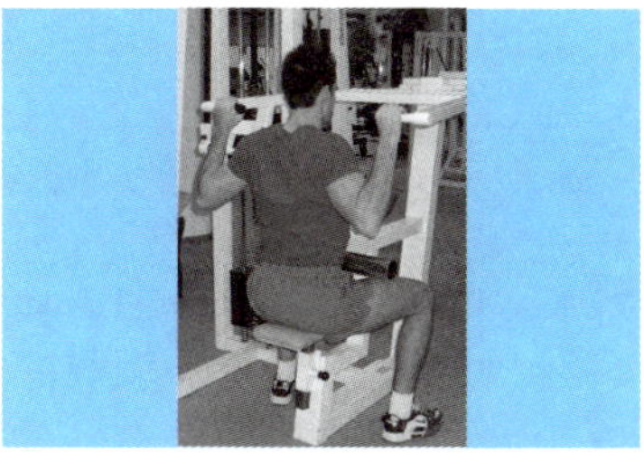

Lat-Ziehen an feststehenden Maschinen ohne Kabelzug

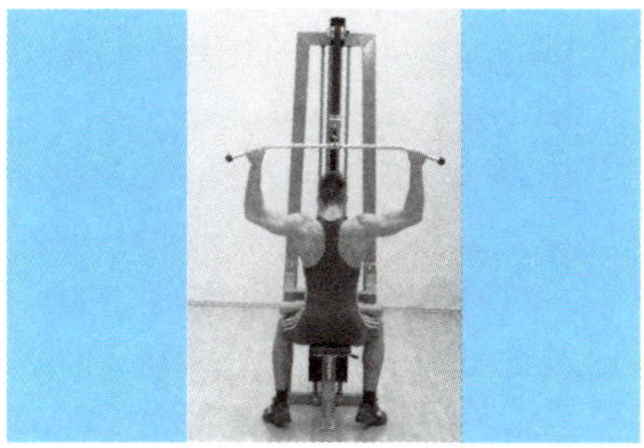

Lat-Ziehen mit Teilbewegungen

EFFEKTIVITÄT

- Lat-Zug-Varianten sind ebenfalls effektive Übungen für das Training des Breiten Rückenmuskels (Plätze 9 und 12). Sie sind jedoch deutlich weniger intensiv als die Top-Übungen.
- Die effektivste Variante, bei der auch die höchste Maximallast gezogen werden kann, ist das Lat-Ziehen mit zurückgeneigtem Oberkörper und einem Winkel zwischen den erhobenen Oberarmen und dem Rumpf von ca. 135° in der Ausgangsstellung.
- Wenn Sie das Gewicht nur bis zu einem Ellbogenwinkel von ca. 90°–100° herablassen, erhöht die verkürzte Bewegungsamplitude (Teilbewegungen) die Aktivität des Latissimus um ca. 30 %.
- Mehrfache Endkontraktionen, z. B. viermal die Zugstange mit kurzer Bewegungsamplitude zum Körper ziehen, erhöhen die Aktivierung zusätzlich erheblich.
- Eine Variante stellt das Lat-Ziehen zur Brust dar. Die Aktivität des Breiten Rückenmuskels nimmt hierbei leicht ab.

ÜBUNGSAUSFÜHRUNG

- Bei der Variante mit zurückgeneigtem Oberkörper umfassen Sie die Griffstange mit engem Kammgriff. Die Handflächen zeigen dabei zum Körper. Fixieren Sie die Oberschenkel unter dem Beinpolster und legen Sie den Rumpf mit geradem Rücken nach hinten, sodass der Winkel zwischen den erhobenen Armen und dem Rumpf ca. 135° beträgt.
- Ziehen Sie jetzt die Stange mit körpernaher Armführung maximal nahe zur Brust. Lassen Sie dabei den Rücken gerade und wölben Sie die Brust vor («stolz werden»).
- Führen Sie das Gewicht anschließend nicht bis zur vollständigen Armstreckung zurück. Ein Ablassen des Gewichts bis zur Ellbogenstreckung führt zu deutlichen Aktivierungsverlusten.
- Bei der Standardvariante nehmen Sie eine aufrechte Sitzposition ein und fixieren Sie die Oberschenkel unter dem Beinpolster, sodass das Kabel senkrecht verläuft (nah an die Fixierung heranrutschen). Umfassen Sie die Griffstange im weiten Ristgriff. Die Handrücken zeigen zum Körper.
- Ziehen Sie die Zugstange zum Nacken und führen Sie anschließend das Gewicht nicht bis zur vollständigen Armstreckung zurück.
- Bei der Variante mit imaginärem Widerstand ziehen Sie einen Stab unter der Vorstellung zum Nacken, als würden Sie einen ganz schweren Widerstand ziehen. Für diese Variante benötigen Sie eine gute Körperwahrnehmung.

4. Ruderübungen

EFFEKTIVITÄT

- Ruderübungen sind sehr effektiv für den Latissimus (Plätze 3, 5, 8, 11), vor allem die Varianten Rudern einarmig vorgebeugt mit Kurzhantel im Kammgriff und Rudern statisch.
- Mit körpernaher Oberarmführung sind deutlich höhere Gewichte zu bewältigen als mit 90° abgespreizten Oberarmen (Reverse-Fly-Ausführung). Die Aktivierung des Latissimus ist bei Endstellungen mit einem Oberarm-Rumpf-Winkel von 0° bzw. 45° am stärksten.
- Endkontraktionen bei maximaler Armrückführung erhöhen die Aktivierung zusätzlich.

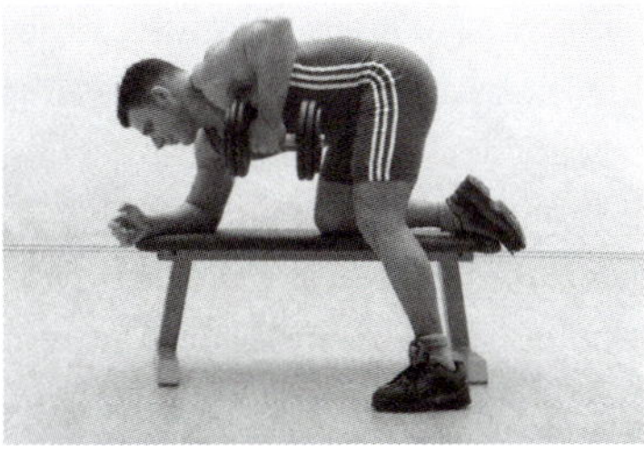

Rudern einarmig vorgebeugt mit Ristgriff

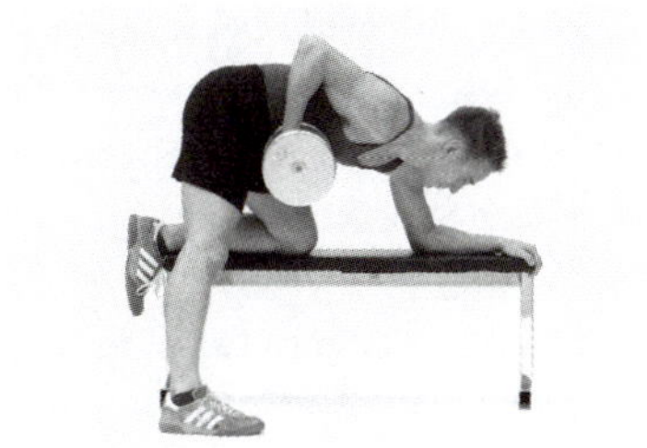

mit Kammgriff

ÜBUNGSAUSFÜHRUNG

- Stützen Sie sich mit einem Unterschenkel und dem Unterarm der gleichen Seite auf einer Bank ab. Setzen Sie das stützende Bein schräg nach außen, um eine optimale Fixierung des Körpers zu erreichen.
- Fassen Sie die Kurzhantel im Kammgriff (Handfläche zeigt nach vorn) und ziehen Sie den Ellbogen eng am Körper maximal nach oben. Diese Griffvariante ist etwas effektiver als der Ristgriff (Handrücken zeigt nach vorne bzw. zur Seite). Beim Anziehen der Hantel im Ristgriff geht der Ellbogen nach außen, und der Winkel zwischen Oberarm und Rumpf wird größer, was zu Aktivierungsverlusten des Latissimus führt. Zudem kann in der Regel auch weniger Gewicht bewältigt werden.
- Bei der Rückführbewegung nach unten sollten Sie das Gewicht nicht zu weit ablassen, d. h., der Ellbogen sollte auch im Umkehrpunkt der Bewegung noch leicht gebeugt sein.

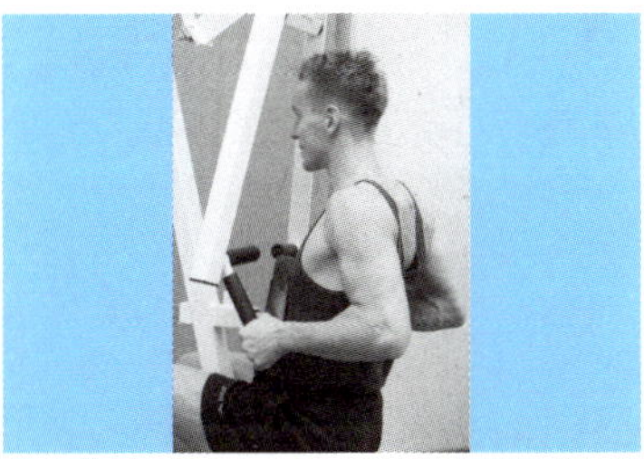

Rudern sitzend mit Bruststütze

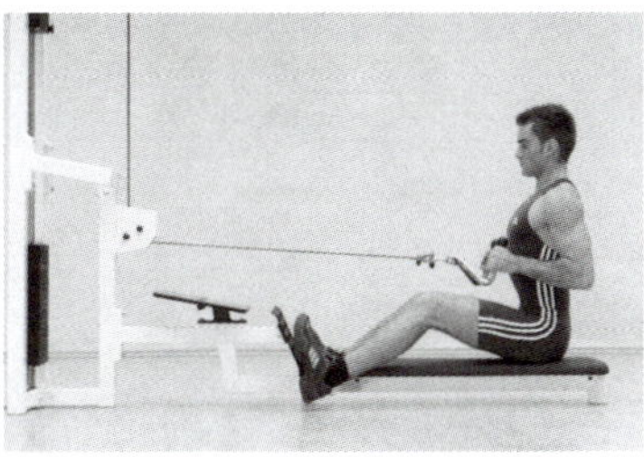

Rudern sitzend am Kabelzug ohne Bruststütze

ÜBUNGSAUSFÜHRUNG

- Rudermaschinen mit Bruststütze sind effektiver als Maschinen ohne Bruststütze, da sie eine gute Fixierung des Oberkörpers ermöglichen.

Zudem wird hierbei automatisch eine vorteilhafte aufrechte Körperhaltung eingenommen. Bei sehr hohem Gewicht kann es allerdings mitunter zu einem unangenehmen Druck auf der Brust kommen.

- Setzen Sie sich aufrecht vor die Bruststütze.
- Spannen Sie die Rückenmuskulatur an und ziehen Sie die Griffe mit körpernaher Oberarmführung so weit wie möglich an den Körper heran.
- Bei hoher Ellbogenführung bzw. angehobenen Schultern fällt die Latissimusaktivität deutlich ab, die Aktivierung des oberen Rückens (Trapezius, quer verlaufender Teil und Rautenmuskeln) nimmt hingegen stark zu, vor allem dann, wenn die Schulterblätter bewusst aktiv hinten zusammengeführt werden.
- Bei der Variante am Kabelzug wählen Sie eine aufrechte Sitzposition. Rücken Sie nah an das Fußbrett heran. Fassen Sie mit geradem Rücken die Griffe. Spannen Sie jetzt die Rückenmuskulatur an und rutschen Sie mit geradem Rücken mit dem Gesäß so weit nach hinten, dass die Beine noch leicht gebeugt sind.
- Ziehen Sie die Oberarme eng am Körper maximal weit nach hinten.
- Führen Sie auch das Ablassen des Gewichts mit geradem Rücken durch. Lassen Sie das Gewicht nach der letzten Wiederholung nicht nach vorne sausen (Verletzungsgefahr).

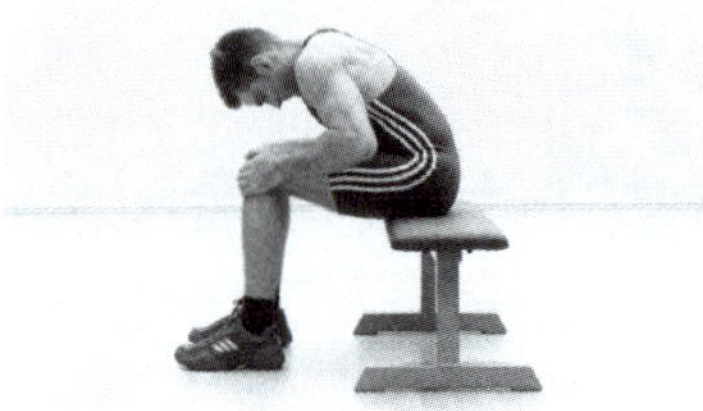
Rudern statisch im Sitz ohne Gerät

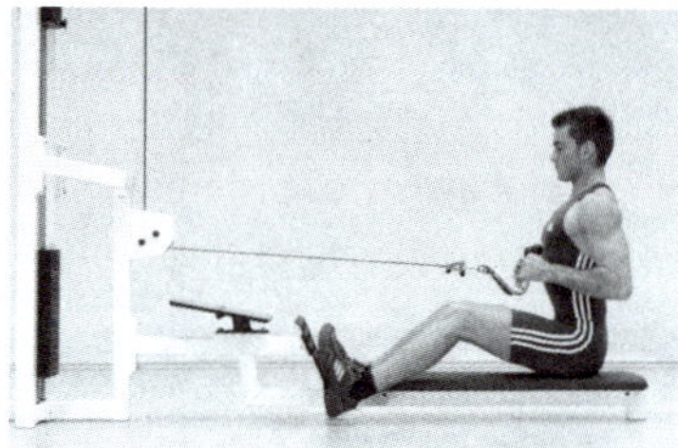
Rudern statisch im Sitz

ÜBUNGSAUSFÜHRUNG

- Setzen Sie sich aufrecht auf einen Stuhl oder eine Bank und umfassen Sie mit den Händen die Knie.
- Ziehen Sie aus dieser Position die Arme maximal intensiv nach hinten.
- Atmen Sie kontinuierlich weiter, vermeiden Sie Pressatmung.
- Bei der Variante am Gerät üben Sie maximalen Zug gegen ein Gewicht aus, das Sie nicht bewegen können.

Die Körpermitte

Funktion und Training

Die Körpermitte, also die Hüft-Becken-Region und der untere Rücken, bildet bei vielen Menschen die Hauptproblemzone des Körpers. Eine zentrale Rolle nimmt dabei die Beckenposition ein. Um das Becken in seiner funktionellen Position zu halten und die Belastungen im Sport, Alltag oder Beruf (z. B. Stehen, Sitzen, Heben, Laufen, Springen) optimal zu kompensieren und somit vor allem Rückenbeschwerden entgegenzuwirken, bedarf es eines optimalen Zusammenspiels zahlreicher Muskeln.

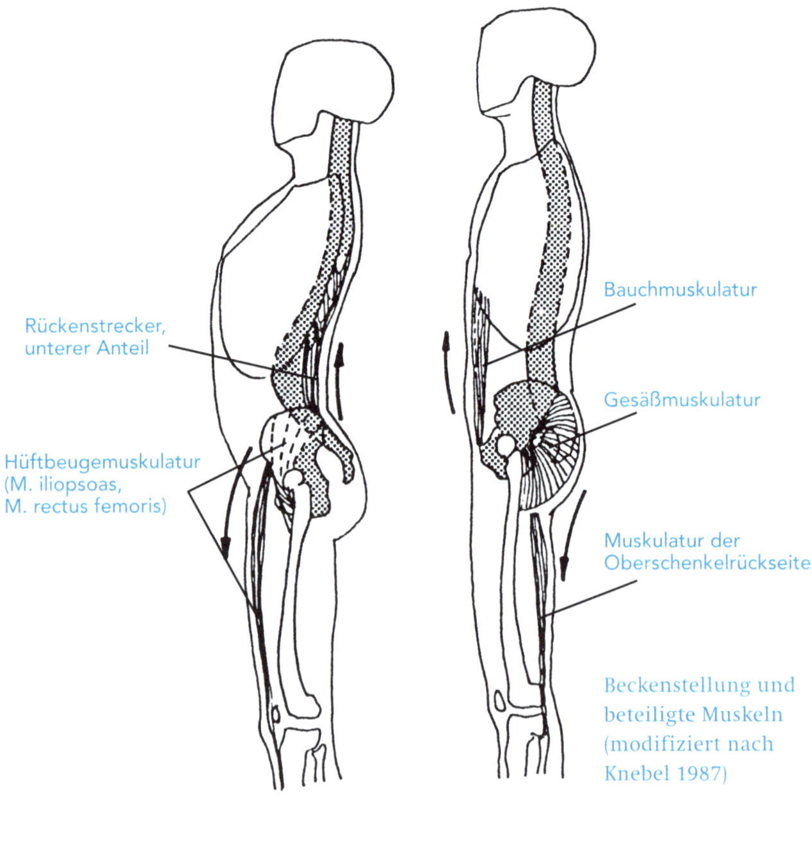

Beckenstellung und beteiligte Muskeln (modifiziert nach Knebel 1987)

An der Beckenkippung (Zug ins Hohlkreuz) und der Beckenaufrichtung (Aufhebung des Hohlkreuzes) sind hauptsächlich jeweils drei Muskeln beteiligt. Während die Anspannung der Hüftbeugemuskulatur (M. iliopsoas und M. rectus femoris) sowie des unteren Rückenstreckers das Becken kippt und uns ins Hohlkreuz zieht, führt die Aktivierung der Muskulatur von Bauch-, Gesäß- und Oberschenkelrückseite zu einer Beckenaufrichtung und einer Aufhebung der Lendenlordose. Die beste Maßnahme zum Erhalt dieses labilen Gleichgewichts ist ein regelmäßiges Training der beteiligten Muskulatur. Die besten Übungen zum Kippen und Aufrichten des Beckens sowie zur Mobilisation der Wirbelsäule finden Sie im Abschnitt «So bleibt die Wirbelsäule mobil» (s. S. 143).

Top-Übungen für die Bauchmuskulatur

Die Bauchmuskulatur ist der direkte Gegenspieler (Antagonist) des unteren Rückenstreckers. Sie richtet das Becken auf und verhindert eine zu starke Hohlkreuzbildung. Da die Bauchmuskulatur häufig zu schwach ausgeprägt ist, bedarf es eines regelmäßigen Bauchmuskeltrainings. Alle wichtigen Aspekte und Hinweise rund um das Bauchmuskeltraining finden Sie in unserem Buch «Supertrainer Bauch» (rororo Sport 61028).

Hier geben wir Ihnen zur Ergänzung des Rückentrainings ausgewählte Tipps zum Bauchmuskeltraining. Die Basisübung ohne Einsatz der Hüftbeugemuskulatur zur Kräftigung der gesamten Bauchmuskulatur (gerade und schräge Bauchmuskeln) ist der gerade **Crunch**. Diese Übung kann durch unterschiedlichen Armhaltungen, z. B. vorne, auf der Brust, an den Ohren oder gestreckt nach hinten (Reihenfolge von leicht nach schwer) ebenso variiert werden wie durch die Zugrichtung der Bewegung, z. B. schräg zur Seite (Twisted Crunch), oder durch das zusätzliche Anheben des Beckens (Total Crunch).

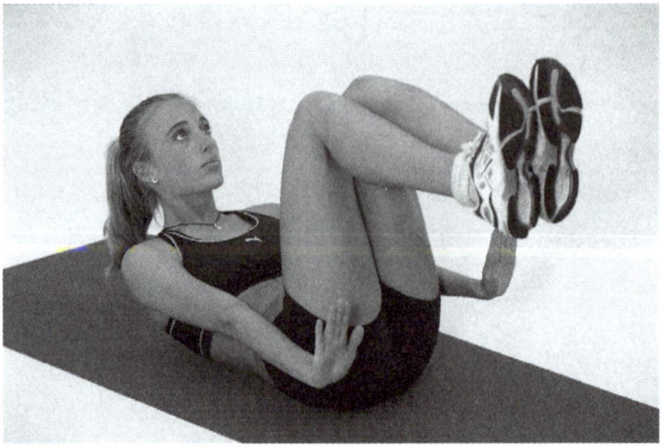

Crunch

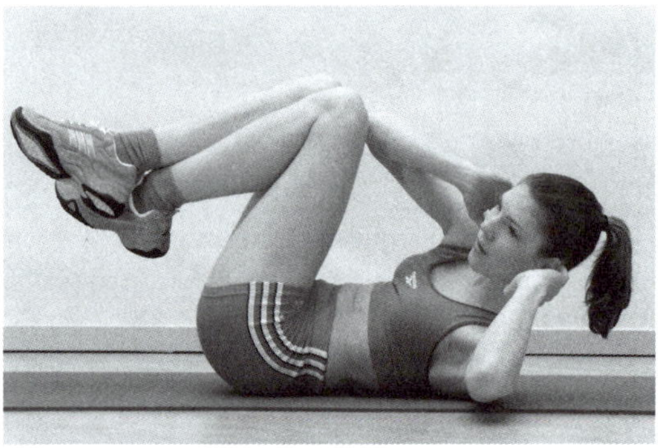

Twisted Crunch

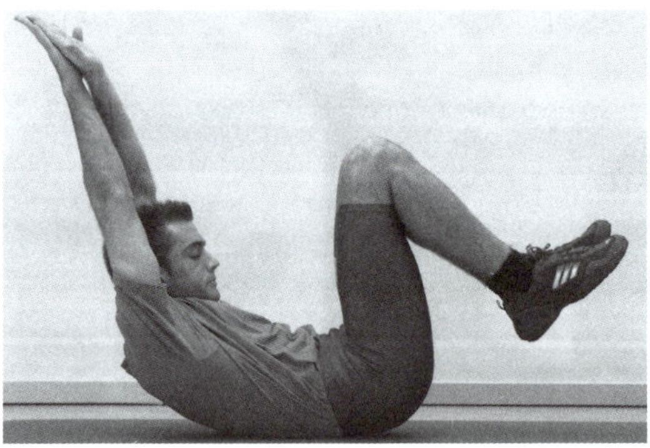

Total Crunch

Beim Auftreten von Nackenbeschwerden bieten sich Bodendrückerübungen oder Ganzkörperspannungsübungen an (s. S. 135). Beim **Bodendrücker** drücken Sie in der Bankstellung die Hände und Knie in den Boden. Zusätzlich ziehen Sie Hände und Knie zueinander. Die Übungsintensität erhöht sich, wenn Sie die Knie etwas vom Boden abheben und eine Zugspannung aufbauen, indem Sie Hände und Füße zueinander ziehen.

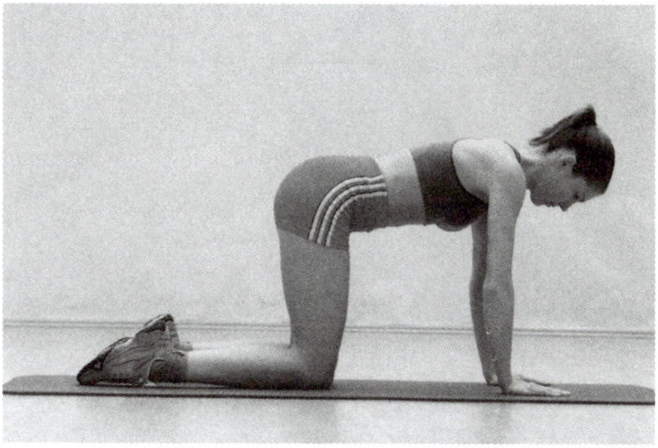

Bodendrücker

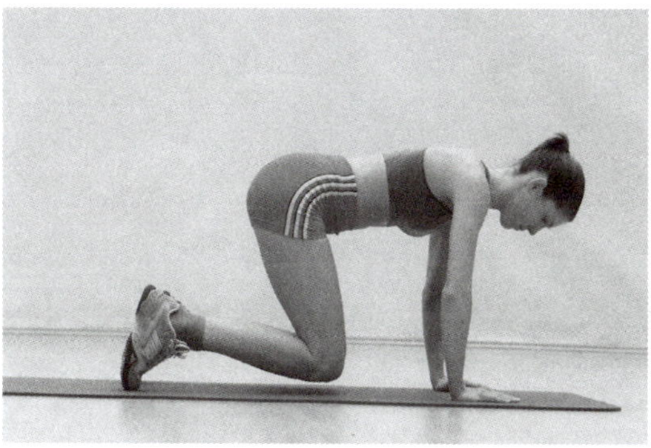

Bodendrücker mit abgehobenen Knien

Die Top-Übung für die gesamte Bauchmuskulatur ist **Beine heben im Hang oder Stütz**. Die Übung können Sie mit gebeugten Beinen (leichter), halb gestreckten Beinen oder gestreckten Beinen (sehr schwer) durchführen.

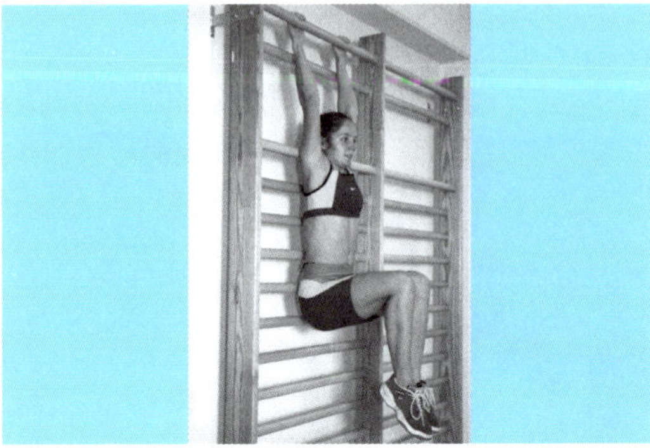

Beineheben gebeugt

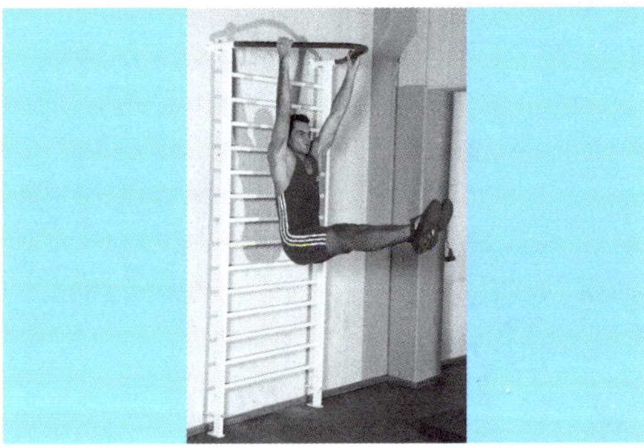

Beineheben gestreckt

Seithebeübungen sind Spezialübungen für Ihre schräge Bauchmuskulatur, die Sie ohne Hilfsmittel am Boden im seitlichen Unterarmstütz, mit fixierten Beinen im Gerät oder als Partnerübung ausführen können. Dabei richten Sie Ihren Rumpf aus der seitlichen Position auf. Eine Intensivierung erfolgt über die Armhaltung (je weiter die Arme nach oben geführt werden, desto intensiver ist die Übung).

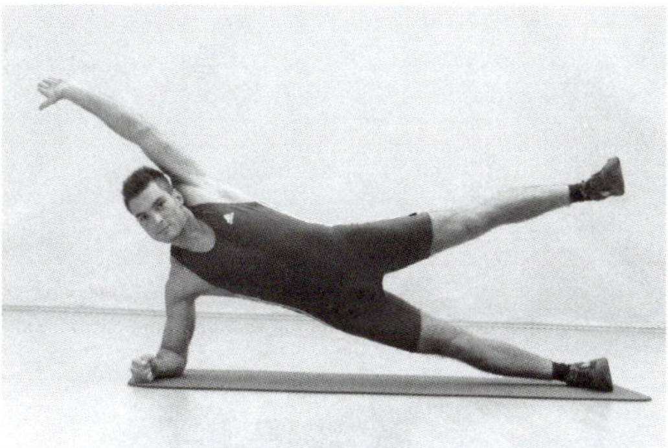

Seitlicher Unterarmstütz mit abgehobenem Bein und Arm

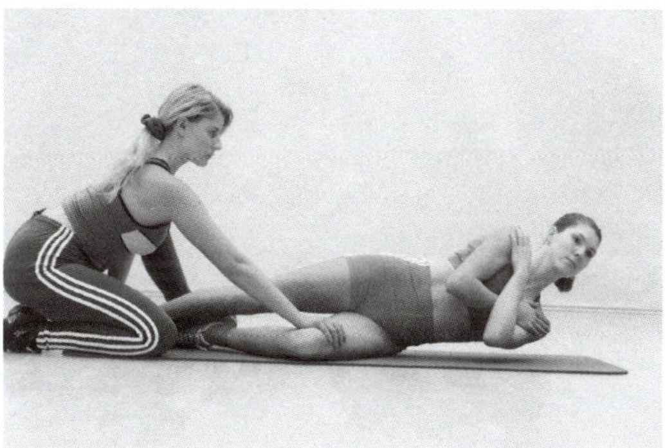

Rumpfseitheben mit Partner

10 Tipps für ein optimales Bauchmuskeltraining

1. Nur regelmäßiges Training bringt die gewünschten Effekte!
2. Für die Entwicklung und zum Erhalt einer Basiskraft der Bauchmuskulatur reicht 2- bis 3-mal pro Woche ein Trainingssatz bis zur Ermüdung.
3. Für eine schlanke Taille, einen flachen Bauch oder einen Waschbrettbauch reicht Bauchmuskeltraining allein nicht aus – auch die Ernährung und der Gesamtkalorienverbrauch, z. B. durch zusätzliches Ausdauertraining, müssen stimmen.
4. Sowohl Bauch- als auch Rückentraining sind zur Vorbeugung von Rückenbeschwerden sinnvoll.
5. Wählen Sie die Bauchmuskelübung entsprechend der eigenen Leistungsstärke aus – Sie sollten mindestens 15 bis 20 Wiederholungen schaffen.
6. Trainieren Sie Ihre Bauchmuskeln ruhig und kontrolliert – ohne Schwung.
7. Die Intensität lässt sich in der Regel über die Hebelänge von Armen und/oder Beinen gut dosieren.
8. Atmen Sie gleichmäßig – die Ausatmung erfolgt bei der Anspannung der Bauchmuskulatur. Vermeiden Sie Pressatmung, denn dadurch wird der Beckenboden einer hohen Belastung ausgesetzt, wobei die Beckenbodenmuskulatur überbelastet werden kann. Bei der Ausatmung hingegen entsteht eine positive entlastende Sogwirkung auf den Beckenboden. Die Ursache der häufig auftretenden Inkontinenz (Blasenschwäche) liegt vor allem in einer erschlafften Beckenbodenmuskulatur.
9. Dehnen Sie Ihre untere Rückenmuskulatur vor dem Bauchmuskeltraining, falls Sie im unteren Rücken während der Übungsausführung Probleme haben.
10. Lachen ist das beste Bauchmuskeltraining!

Top-Übungen für die Gesäßmuskulatur

Die Gesäßmuskulatur ist der direkte Gegenspieler des stärksten Hüftbeugers (M. iliopsoas). Sie streckt das Hüftgelenk und richtet das Becken im Stand auf. Die wichtigsten Übungen für den großen Gesäßmuskel sind Beinrückhebeübungen, da es dabei zur Überstreckung im Hüftgelenk kommt. Sie sind im Abschnitt «Top 12 für den unteren Rückenstrecker» (s. S. 51) detailliert dargestellt. Gezielte und umfassende Informationen finden Sie auch in unserem «Supertrainer Beine und Po» (rororo Sport 61040).

Einsatz der Hüftbeuger – Pro und Kontra

Die effektivsten Übungen für die Bauchmuskulatur bewirken nicht nur deren Kräftigung, sondern führen gleichzeitig zu einer starken Aktivierung der Hüftbeugemuskulatur, insbesondere des Hüft-Lenden-Muskels (M. iliopsoas) und des geraden Schenkelmuskels (M. rectus femoris).

Der Zug der Hüftbeuger an der Vorderseite des Beckens stellt eine starke Kraft in Richtung einer Beckenkippung nach vorne dar. Deshalb kann der Einsatz der Hüftbeuger beim Bauchmuskeltraining positive oder negative Auswirkungen haben. **Negativ** ist die Hüftbeugeraktivierung vor allem dann, wenn die Bauchmuskulatur zu schwach ist, um der Zugkraft der Hüftbeuger zu widerstehen. In diesem Fall wird die Lendenwirbelsäule in eine verstärkte Lendenlordose (Hohlkreuz) gezogen, die ohne ausreichende muskuläre Stabilisierung zu einer starken (Über-)Beanspruchung der passiven Strukturen der Lendenwirbelsäule (Bandscheibenraum, Bänder, Wirbelbogengelenke) und zu Rückenbeschwerden führen kann. Deshalb ist ein Bauchmuskeltraining mit Hüftbeugereinsatz für die Personen nicht empfehlenswert, die eine schwache Bauchmuskulatur haben, aufgrund eines ausgeprägten Hohlkreuzes bereits unter Rückenschmerzen leiden und die nach der Übungsausführung verstärkt Schmerzen haben. **Positiv** ist eine Hüftbeugeraktivierung beim Bauchmuskeltraining dann, wenn die Bauchmuskulatur stark genug ist, dem Zug der Hüftbeuger zu widerstehen. Die Bauchmuskulatur muss in diesem Fall sehr stark gegen die beckenkippende

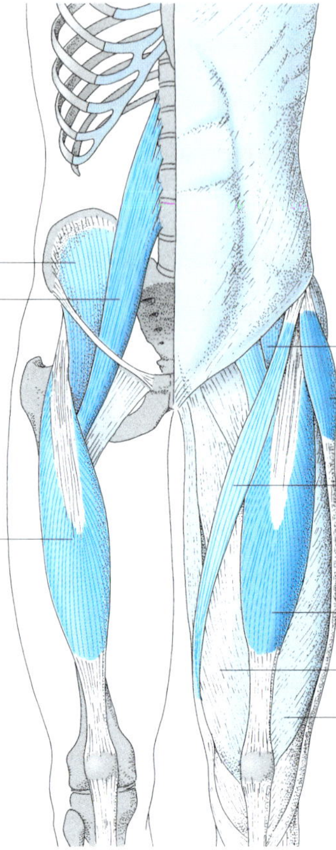

Kraft der Hüftbeuger arbeiten, um das Becken aufgerichtet zu halten. Diese Haltearbeit erhöht die Kontraktionsintensität der Bauchmuskulatur und damit die Effektivität dieser Übungen erheblich. Empfehlenswert ist ein Bauchmuskeltraining mit Hüftbeugereinsatz deshalb für Personen mit starker Bauchmuskulatur, gewohnheitsmäßig aufgerichtetem Becken und sportartspezifischen Anforderungen (Leichtathletik, Gerätturnen). Eine Übung mit Einsatz der Hüftbeuger ist so lange korrekt und empfehlenswert, wie die Kraft der Bauchmuskulatur ausreicht, um das Becken aufzurichten und eine Lordose der Lendenwirbelsäule zu vermeiden. Erst wenn die Bauchmuskulatur nicht mehr in der Lage ist, der beckenkippenden Kraft der Hüftbeuger erfolgreich zu widerstehen, wird die Übung problematisch und gesundheitlich bedenklich (unfunktionell).

Optimale Stabilisationsübungen für die gesamte Rumpfmuskulatur

Neben den spezifischen Trainingsübungen für einzelne Muskelgruppen oder Körperpartien gibt es auch solche, bei denen nahezu alle großen Muskelgruppen des Körpers aktiviert werden, die Stabilisierungsübungen. Hierzu gehören vor allem die Brust- und die Bauchmuskulatur sowie die Rücken-, Gesäß- und Beinmuskulatur. Diese Übungen besitzen sowohl in Alltagssituationen (z. B. Heben von schweren Gegenständen, aufrechter Gang oder rückengerechtes Aufstehen aus dem Bett) als auch im Sport zur Stabilisation der Wirbelsäule eine große Bedeutung.

Eine zentrale Stabilisationsübung und die Hauptübung für die Kräftigung der Brust- und Armstreckmuskulatur ist der Liegestütz und seine Varianten. Eine Abstufung der Intensität kann über Lageänderungen erfolgen. Die einfachsten Varianten sind der schräge Liegestütz gegen die Wand und der Knieliegestütz, gefolgt vom horizontalen Liegestütz und dem Liegestütz mit erhöhten Beinen. Wichtig ist bei allen Varianten die Ganzkörperspannung (Bauch- und Gesäßmuskulatur anspannen). Halten Sie den Rumpf in einer geraden Linie, die Fingerspitzen zeigen nach vorne, der Blick ist auf die Hände gerichtet. Die Ellbogen liegen am Körper. Das Ellbogengelenk wird in der Druckphase nicht ganz durchgestreckt, damit die Muskelspannung über die gesamte Zeit aufrechterhalten werden kann. Atmen Sie bei der Armstreckbewegung aus.

Liegestütz

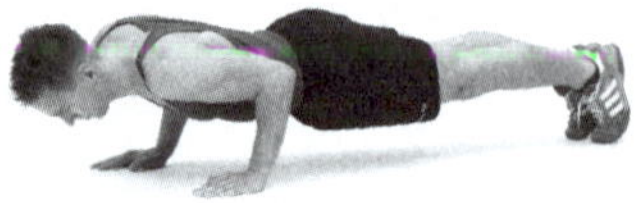

Horizontaler Liegestütz

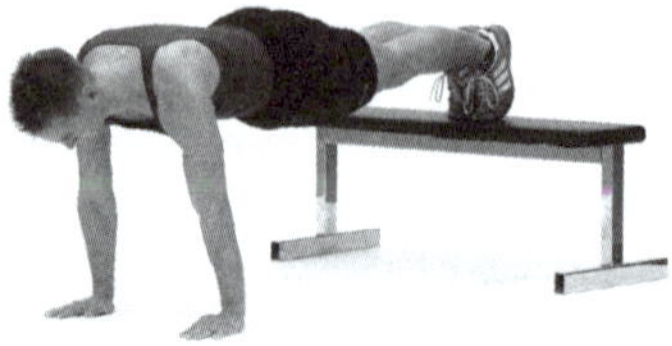

Liegestütz mit erhöhten Beinen

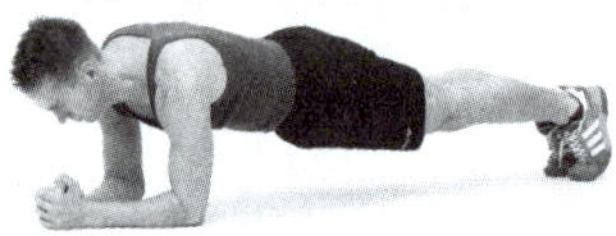

Unterarmliegestütz

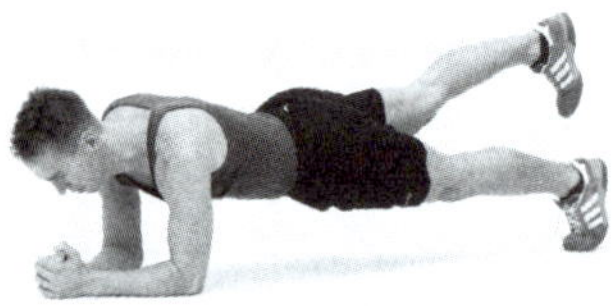

Unterarmliegestütz, ein Bein abgehoben

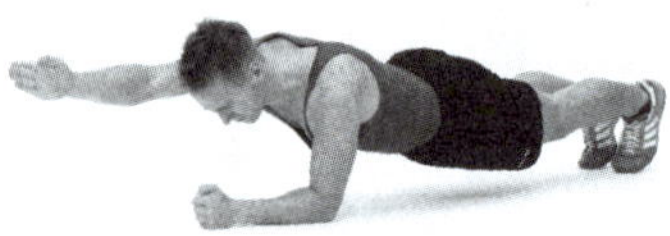

Unterarmliegestütz, ein Arm abgehoben

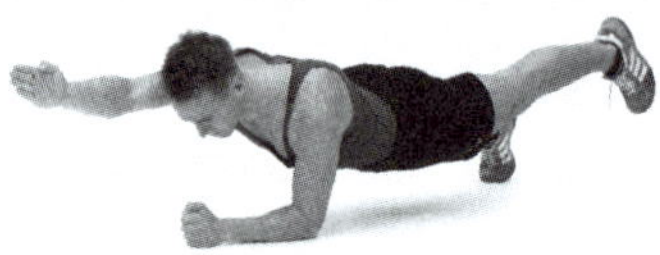

Unterarmliegestütz, ein Bein und ein Arm (diagonal) abgehoben

ÜBUNGSAUSFÜHRUNG

- Halten Sie Rumpf und Kopf in einer geraden Linie, der Blick ist zwischen die Hände gerichtet.
- Während beim Unterarmliegestütz als Ganzkörperspannungsübung die Muskulatur bei vier Unterstützungspunkten nur mittelmäßig intensiv beansprucht wird, ändert sich dies, wenn ein Bein, ein Arm oder diago-

nal ein Bein und ein Arm (sehr schwere Variante) vom Boden abgehoben wird (Gefahr der Pressatmung).

- Die Übungsintensität erhöht sich vor allem für die Bauchmuskulatur noch weiter, wenn Sie versuchen, Arme und Beine während der Ausführung zueinander hinzuziehen.

Verschiebeübungen mit Partner im Stand

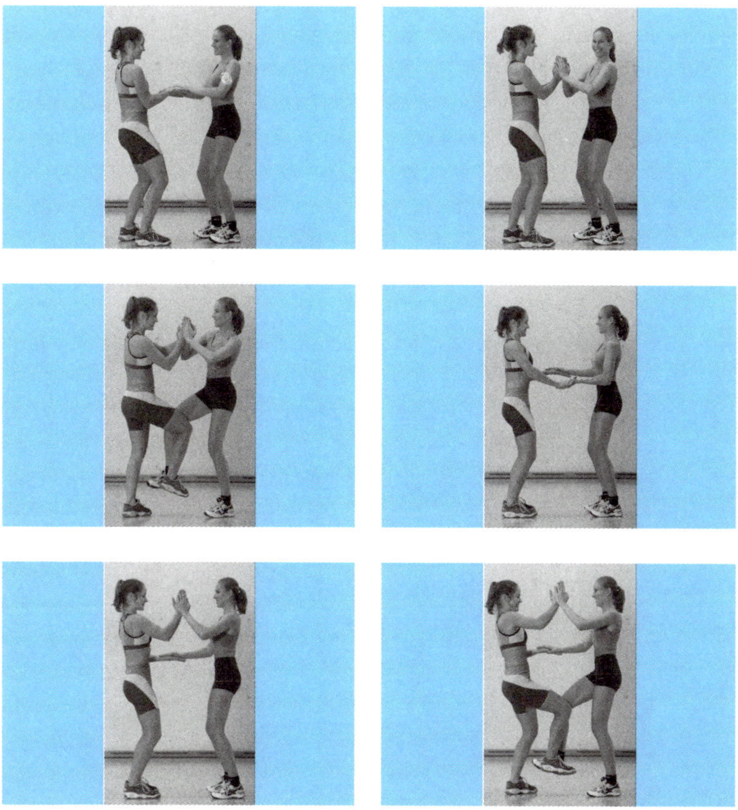

ÜBUNGSAUSFÜHRUNG

- Stellen Sie sich einem Partner in schulterbreitem Stand gegenüber, die Knie sind leicht gebeugt. Drücken Sie beide Füße in den Boden und schieben Sie sie nach außen, als würden Sie auf einem Handtuch stehen, das Sie auseinander ziehen möchten. Spannen Sie Bauch und Gesäß leicht an. Drücken Sie die Knie etwas nach außen, damit sie sich über den Füßen befinden.
- In dieser Position sind verschiedene Übungsvarianten denkbar. Versuchen Sie den Druck bei den verschiedenen Körperteilen langsam und kontrolliert aufzubauen (Pressatmung vermeiden). Bei den folgenden Übungen wird neben der Bauchmuskulatur die Rückenmuskulatur sowie die Schulter-Arm-Muskulatur aktiviert und auch die Gleichgewichtsfähigkeit geschult:
  - Ein Partner drückt mit den Händen von oben, der andere von unten.
  - Drücken Sie die Hände in Gebetsstellung gegeneinander.
  - Wie oben, drücken Sie zusätzlich Knie und Unterschenkel eines Beines gegeneinander.
  - Halten Sie die Hände parallel, eine Handfläche zeigt nach unten, eine nach oben – drücken Sie die Hände gegeneinander.
  - Halten Sie eine Handfläche parallel zum Boden, eine Hand zeigt nach oben – üben Sie Druck aus.
  - Wie oben, drücken Sie zusätzlich Knie und Unterschenkel eines Beines gegeneinander.
  - Durch Hand- und Beinwechsel sind bei diesen Partnerübungen zahlreiche Varianten möglich. Sie können die Übungen auch mit Druck dynamisch durchführen.

Körperspannungsübungen im Sitz

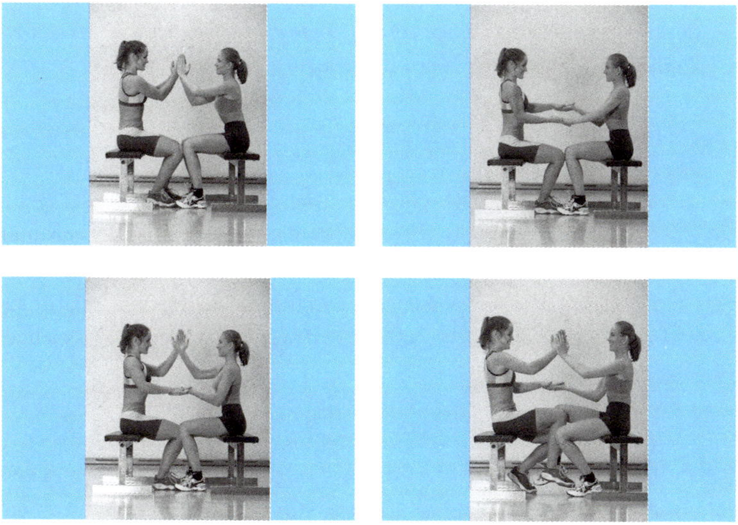

ÜBUNGSAUSFÜHRUNG

- Setzen Sie sich gegenüber und stemmen Sie die Füße in den Boden. Aus dieser Ausgangsposition sind die gleichen Übungsvarianten möglich wie im Stand.

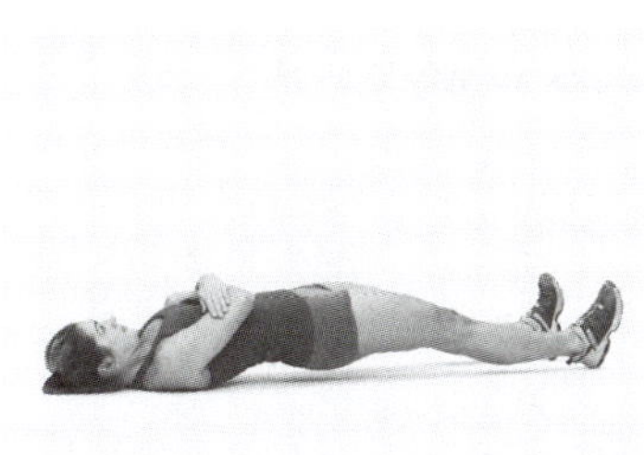

Körperspannung in Rückenlage

ÜBUNGSAUSFÜHRUNG

- Verschränken Sie die Arme auf der Brust und spannen Sie Rücken- und Gesäßmuskulatur an. Heben Sie den Körper vom Boden, sodass nur noch Kopf, Schulterblätter und Fersen aufliegen.

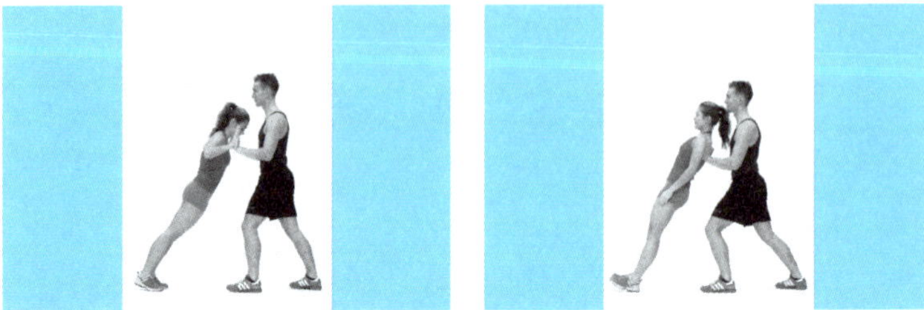

Liegestütz mit Partner

ÜBUNGSAUSFÜHRUNG

- Ein Partner steht in stabiler Schrittstellung (Rumpfmuskulatur angespannt). Führen Sie jetzt einen Liegestütz gegen seine Hände aus, Ihr Körper bleibt dabei steif wie ein Brett.
- Stellen Sie sich mit dem Rücken zu Ihrem Partner und bauen Sie Körperspannung auf (Rücken-, Gesäß- und Beinmuskulatur anspannen). Lassen Sie sich etwas nach hinten fallen. Der Partner steht in Schrittstellung und «fängt» Sie mit den Händen auf. Wird die Übung beherrscht, können Sie sich auch mit geschlossenen Augen zurücklegen.

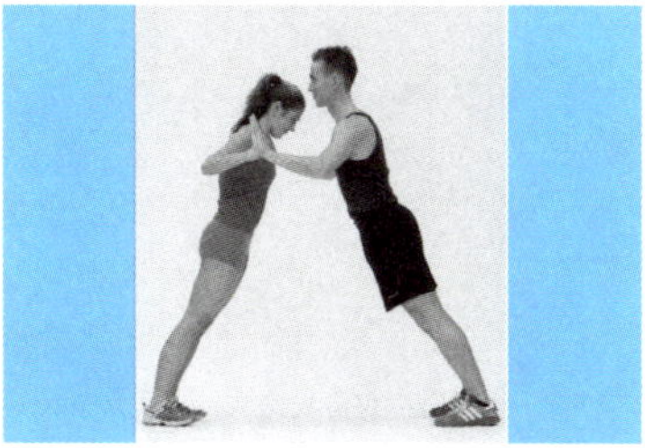

Liegestütz partnerweise gegeneinander

ÜBUNGSAUSFÜHRUNG

- Stellen Sie sich Ihrem Partner gegenüber, die Füße sind schulterbreit.
- Drücken Sie mit den Händen gegeneinander und führen Sie gleichzeitig Liegestütze mit kleiner Bewegungsamplitude durch.

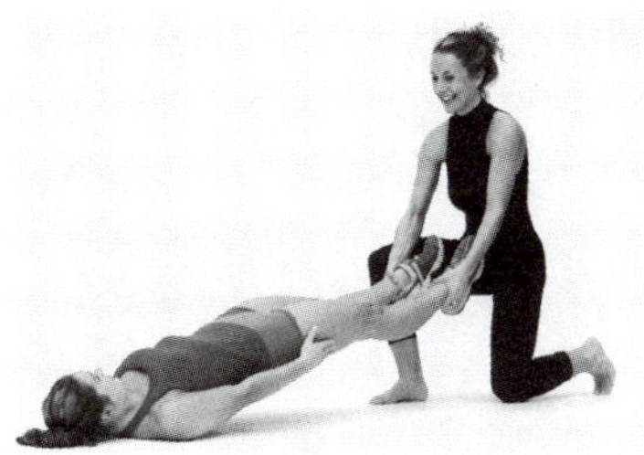

Steifer Mann in Rückenlage

ÜBUNGSAUSFÜHRUNG

- Legen Sie sich in Rückenlage auf den Boden und bauen Sie Körperspannung auf – seien Sie «steif wie ein Brett».
- Der Partner geht mit geradem Rücken in die Hocke, umfasst Ihre Fußgelenke und hebt den Körper an, bis nur noch Ihre Schultern und der Kopf am Boden liegen. Sie bleiben ganz gerade.
- Anschließend legt Sie der Partner wieder ab – er achtet selbst auf eine rückengerechte Haltung.

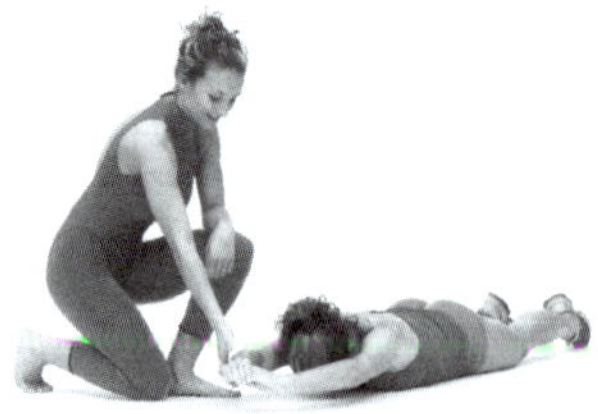

Steifer Mann in Bauchlage

ÜBUNGSAUSFÜHRUNG

- Legen Sie die Hände übereinander und heben Sie die Arme vom Boden ab. Spannen Sie dabei die Bauch- und Gesäßmuskulatur an.
- Ihr Partner gibt jetzt einen leichten Widerstand an der Handinnen- oder -außenseite oder auf den Händen. Sie halten dagegen und lassen sich nicht verschieben.

So bleibt die Wirbelsäule mobil

Beweglichkeit

Die Mobilisation der Wirbelsäule hat das Ziel, die Beweglichkeit der gesamten Wirbelsäule zu erhalten oder wieder herzustellen. Die Beweglichkeit der Wirbelsäule ist bei vielen Menschen eingeschränkt, weil wir in unserem Alltagsleben häufig nur sehr wenige starre Bewegungsmuster benutzen. So halten wir z. B. beim Autofahren, Fernsehen und bei der PC-Arbeit den Kopf immer gerade und führen keine Drehbewegungen durch. Diese starre Haltung kann zu Verspannungen und Beschwerden führen.

Die Mobilisation gehört deshalb genau wie die Muskelkräftigung und -dehnung zum Standardprogramm des Rückentrainings, wobei je nach Beschwerden oder Sportart unterschiedliche Schwerpunkte gesetzt werden. Gehen Sie bei allen Mobilisationsübungen langsam bis in die Endstellung und bleiben Sie dort für einige Sekunden. Versuchen Sie in der Endstellung dann noch etwas nachzuziehen.

Mobilisation der Halswirbelsäule

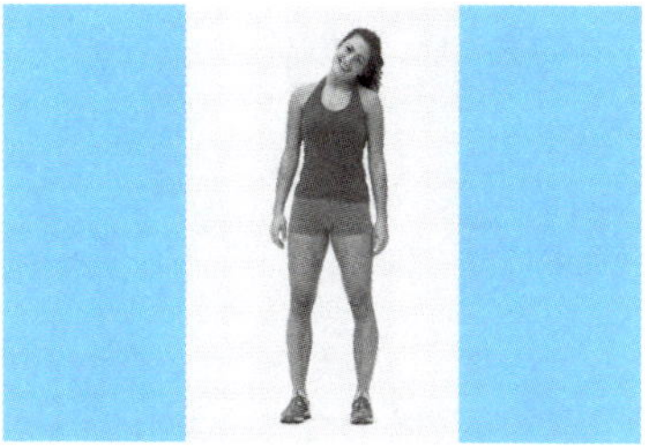

Kopfseitneigen

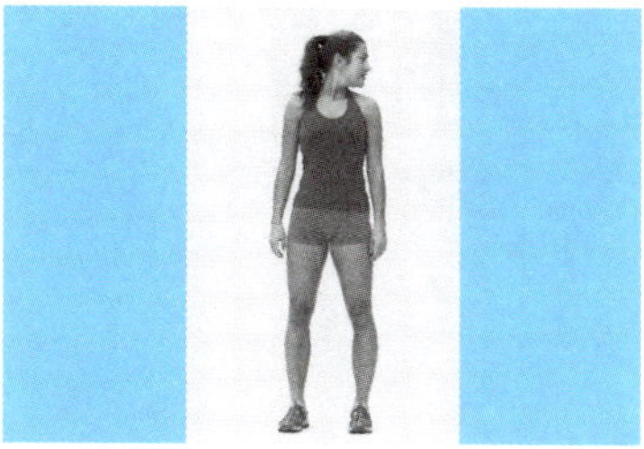

Kopfdrehen

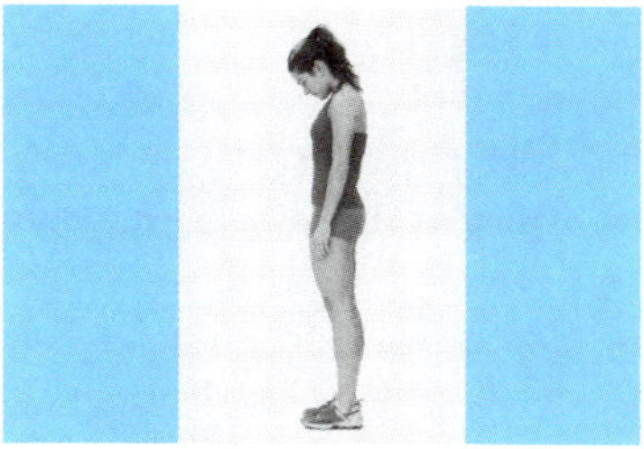

Kopfvorneigen

ÜBUNGSAUSFÜHRUNG

- Drehen oder neigen Sie den Kopf langsam zur Seite bzw. nach vorne bis zum Endpunkt und halten Sie die Position.
- Drehen bzw. neigen Sie den Kopf anschließend in die Gegenrichtung bis zum Bewegungsendpunkt.

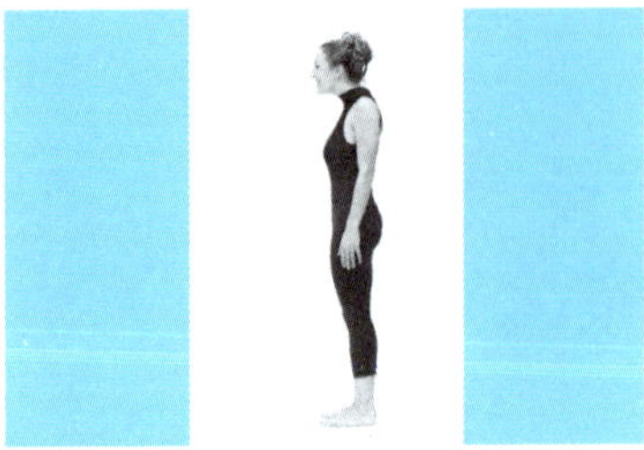

Kopf vorschieben

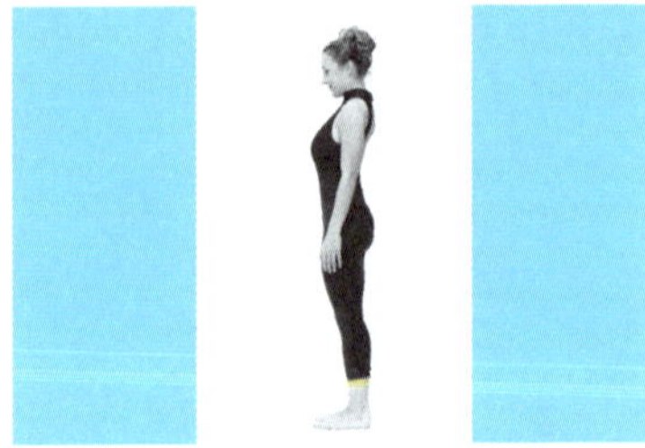

Kopf zurückschieben

ÜBUNGSAUSFÜHRUNG

- Schieben Sie im Wechsel die Kinnspitze weit nach vorne («Geierhals») bzw. den Hinterkopf nach hinten («Doppelkinn»).

Achtung! Vermeiden Sie die extreme Rückneigung des Kopfes in den Nacken wegen der erhöhten Belastung auf die kleinen Wirbelgelenke der Halswirbelsäule.

Mobilisation der Brust- und der Lendenwirbelsäule

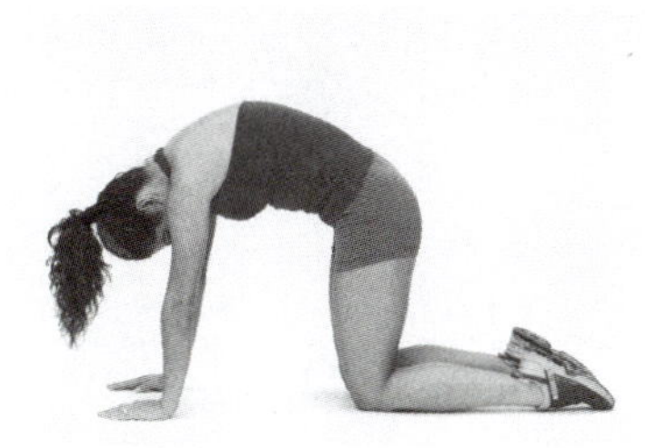

Katzenbuckel

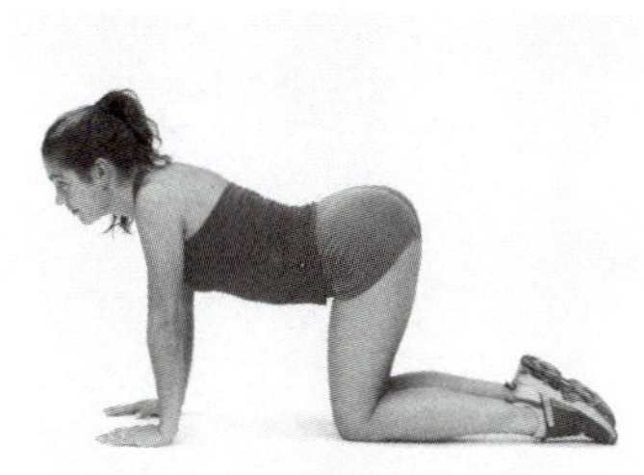

Hohlrücken

ÜBUNGSAUSFÜHRUNG

- Wechseln Sie zwischen einem ganz runden Katzenbuckel und dem Gegenteil, dem Hohlrücken, den Sie mit einer Beckenkippung (Lendenlordose) einleiten.

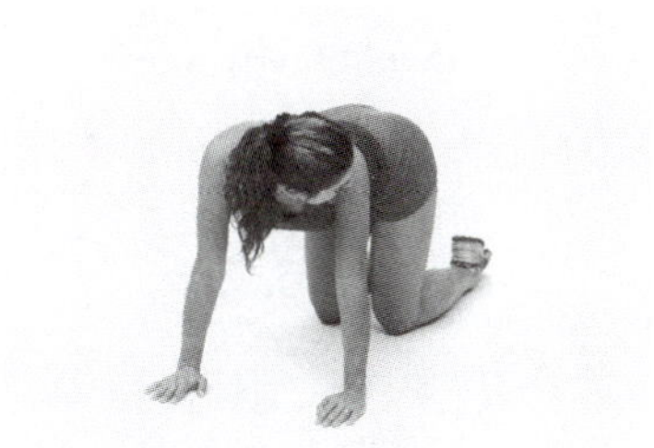

«Schwanzwedeln» im Vierfüßlerstand

ÜBUNGSAUSFÜHRUNG

- Bewegen Sie Gesäß und Kopf zur gleichen Seite hin, sodass Sie Ihr Gesäß sehen können und die Wirbelsäule seitlich gebogen ist wie eine Mondsichel; anschließend Seitenwechsel.

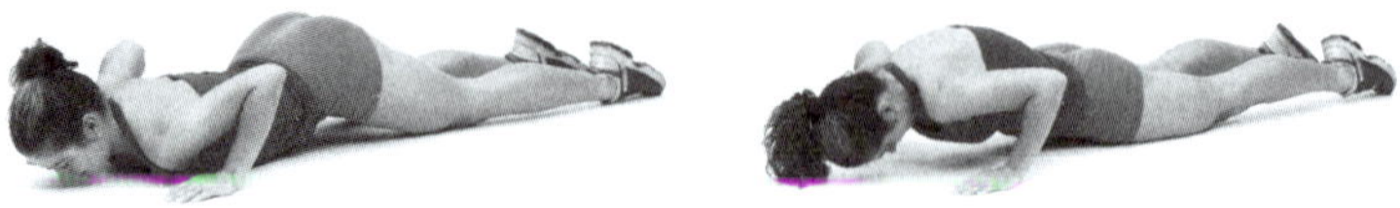

Körperwelle in Bauchlage

ÜBUNGSAUSFÜHRUNG

- Lernen Sie, eine Welle durch die Wirbelsäule laufen zu lassen, indem Sie die Wirbelsäule abschnittsweise rund machen.
- Beginnen Sie die Welle mit einer maximalen Beckenkippung (Gesäß anheben, Lendenlordose – Hohlkreuz).
- Das Hohlkreuz wird abgelöst von der Gegenbewegung: Becken aufrichten, Lendenwirbelsäule runden. Die Welle setzt sich in einer Rundung der unteren, dann der oberen Brustwirbelsäule fort, bis abschließend das Kinn an die Brust genommen und die Halswirbelsäule rund wird.
- Die nächste Welle beginnt wieder mit einer Beckenkippung …

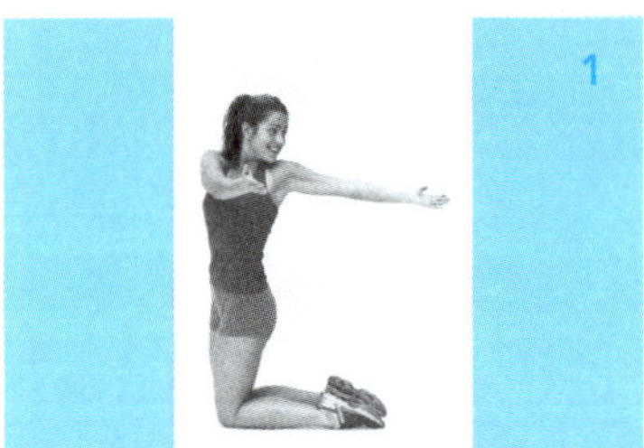

Rotation im Stand oder im Kniestand

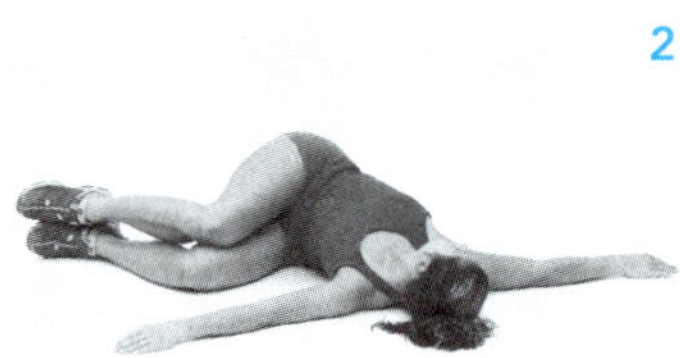

Rotation in Rückenlage

ÜBUNGSAUSFÜHRUNG 1

- Drehen Sie den Rumpf langsam zur Seite und halten Sie diese Position am Endpunkt für einen Moment. Ziehen Sie dann noch etwas nach.
- Drehen Sie den Rumpf langsam zur anderen Seite und führen Sie die Übung in gleicher Weise aus.

ÜBUNGSAUSFÜHRUNG 2

- Drehen Sie aus der Seitenlage Arm und Oberkörper aufwärts, wobei der Kopf in die Gegenrichtung gedreht wird.

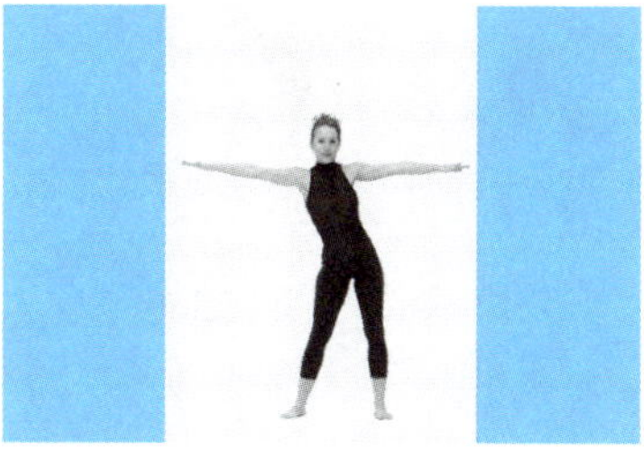

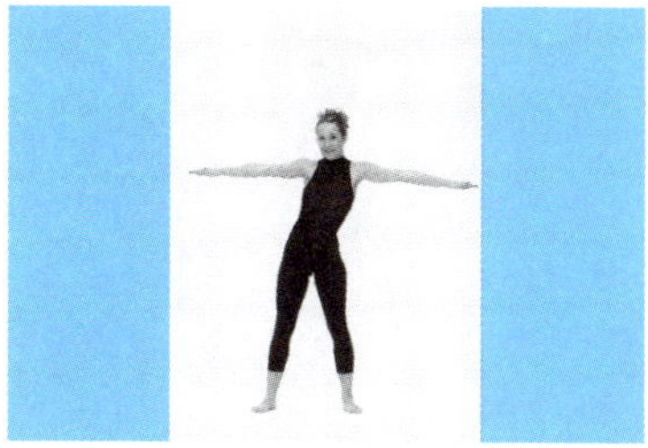

Seitliche Rumpfverschiebungen nach links und rechts

ÜBUNGSAUSFÜHRUNG

- Stellen Sie sich etwas breiter als schulterbreit hin; die Füße zeigen etwas nach außen, die Knie sind leicht gebeugt.
- Stützen Sie die Hände an den Beckenknochen ab. Becken und Hände bleiben während der gesamten Übungsfolge unverändert.
- Schieben Sie jetzt den Oberkörper zur Seite. Die Seitenverschiebung erfasst nur die Lendenwirbelsäule und die untere Brustwirbelsäule; anschließend Seitenwechsel.

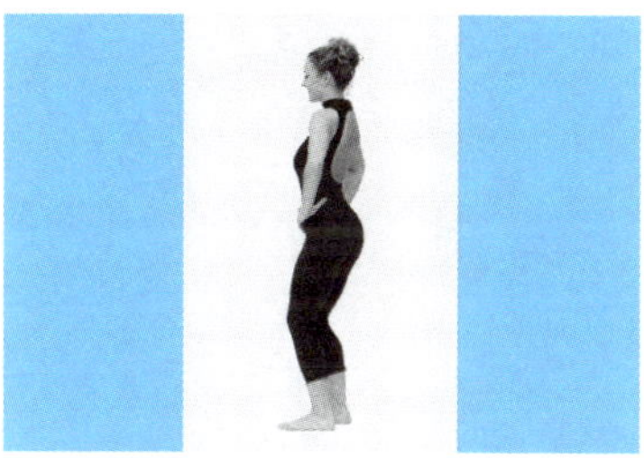

Becken kippen

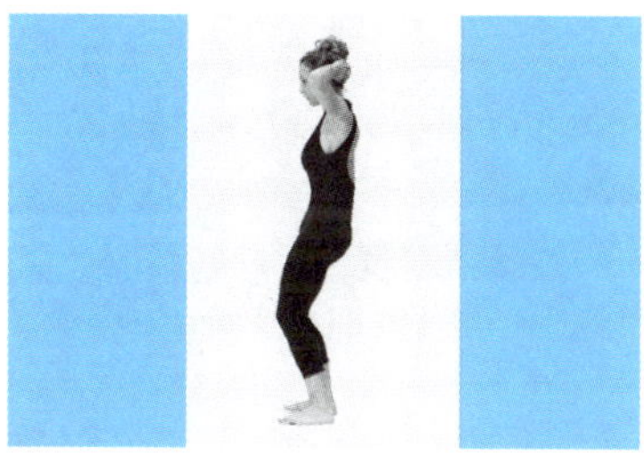

Becken aufrichten

ÜBUNGSAUSFÜHRUNG

- Legen Sie eine Hand auf den Bauch und eine Hand auf den unteren Rücken (oder die Hände auf die Beckenknochen).
- Wechseln Sie zwischen Beckenkippung (bewusster Zug ins Hohlkreuz) und Beckenaufrichtung (Hohlkreuz aufheben durch Anspannung von Bauch- und Gesäßmuskulatur).

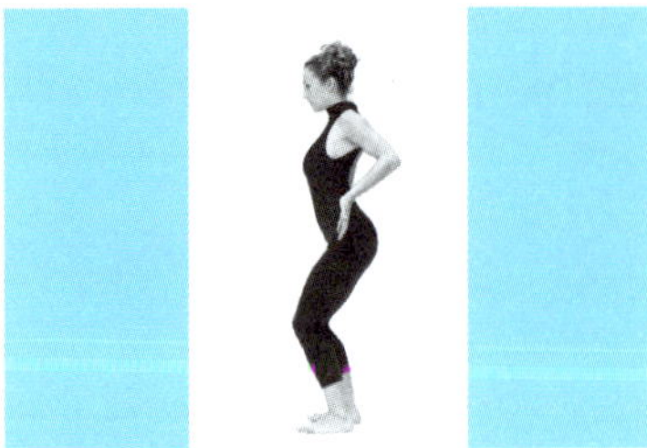

Contract

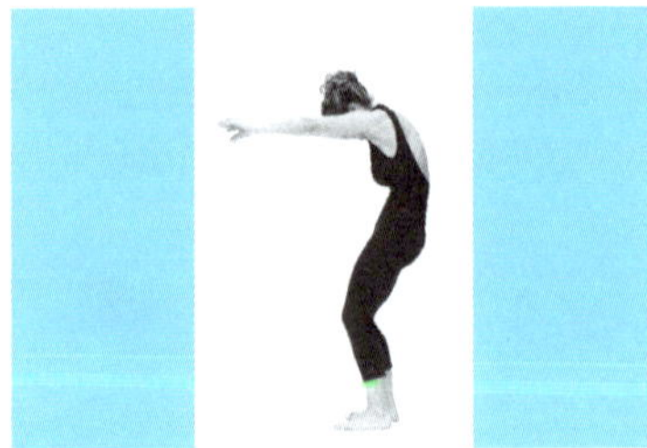

Release

ÜBUNGSAUSFÜHRUNG

- Richten Sie im Stand das Becken auf (Bauch und Gesäß anspannen) und machen Sie die Lenden- und Brustwirbelsäule rund.
- Kippen Sie anschließend das Becken, die Lenden- und Brustwirbelsäule werden hohl (lordosieren).
- Das Schlüsselbein und der Beckenknochen sollten während des gesamten Übungsverlaufs im Lot übereinander bleiben.
- Führen Sie beide Übungen im Wechsel durch.

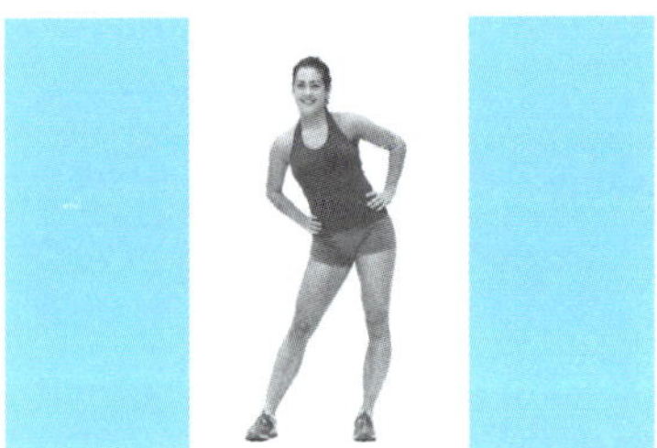

Becken kreisen

ÜBUNGSAUSFÜHRUNG

- Führen Sie kreisende Bewegung des Beckens links- und rechtsherum durch.

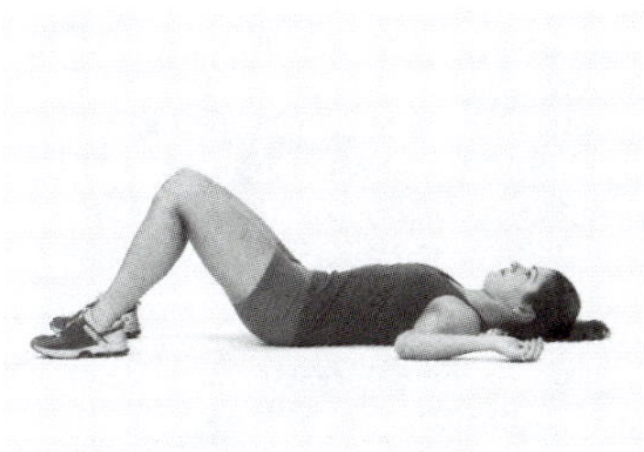

Die Beckenuhr

ÜBUNGSAUSFÜHRUNG

- Ihr Bauch stellt das Zifferblatt einer Uhr dar; das Schambein ist die Zwölf, der Bauchnabel die Sechs, der rechte Beckenknochen die Drei und der linke Beckenknochen die Neun.
- Schieben Sie zuerst langsam die Zwölf hoch (Schambein), dann senkt sich die Zwölf wieder, und die Sechs (Bauchnabel) hebt sich vom Boden; wiederholen Sie dies mehrfach.
- Anschließend hebt sich die Drei (rechter Beckenknochen) vom Boden und senkt sich wieder ab, dann die Neun (linker Beckenknochen) und senkt sich wieder ab.
- Verschiedene Variationen der Bewegungsfolge sind möglich, z. B. im Uhrzeigersinn oder gegen den Uhrzeigersinn.

So bleiben Gelenke beweglich und Muskeln geschmeidig

Grundlagen des Dehnens

Einem richtig durchgeführten Muskeldehntraining werden zahlreiche positive Effekte wie Verbesserung der Beweglichkeit, Vorbeugung von Verletzungen, Vermeidung und Abbau muskulärer Dysbalancen, Verbesserung der Entspannungsfähigkeit des Muskels, Beschleunigung der Regeneration oder eine Steigerung des Wohlbefindens und Körpergefühls zugeschrieben. Obwohl der wissenschaftliche Nachweis noch nicht für alle genannten Aspekte eindeutig erbracht ist, empfehlen wir Ihnen, Ihre Muskulatur durch regelmäßiges Dehnen geschmeidig zu halten und Ihre Gelenkbeweglichkeit zu erhalten oder zu verbessern. Im Folgenden wird die Dauermethode vorgestellt, da sie die geringsten Anforderungen an die Körpererfahrung und sportlichen Vorkenntnisse stellt. Die angegebenen Haltezeiten wurden in eigenen Untersuchungen mit Sportstudierenden anhand der subjektiven Einschätzung ermittelt.

Methode der Dauerdehnung (statisches Stretching)

Nehmen Sie die Dehnposition ein, sodass Sie eine deutliche Dehnspannung spüren (andehnen). Wenn das Spannungsgefühl nachlässt, verstärken Sie die Dehnung und halten Sie die neue Dehnposition erneut (nachdehnen). Bleiben Sie mit der Aufmerksamkeit bei dem zu dehnenden Muskel und versuchen Sie, ihn während der Dehnung bewusst zu entspannen (locker lassen).

Intensität

- Spannungsgefühl je nach Ziel leicht bis stark

Dauer

- Nach dem subjektiven Empfinden ca. 15 bis 20 Sek. andehnen und ca. 15 bis 20 Sek. nachdehnen.

Prinzipien für ein wirkungsvolles Dehntraining

- Dehnen Sie langsam und kontrolliert! Sanftes Dehnen verbessert das Wohlbefinden und erhöht die Beweglichkeit. Intensives Dehnen verbessert die Beweglichkeit stärker.
- Lenken Sie Ihre Aufmerksamkeit auf den gedehnten Muskel. Konzentrieren Sie sich auf die Entspannung des gedehnten Muskels und lassen Sie ihn bewusst locker.
- Unterstützen Sie die Dehnung in der Hauptanspannungsphase durch die Betonung der Ausatmung und der Atempause.
- Halten Sie die Dehnung über mindestens 15 bis 20 Sekunden aufrecht.
- Beachten Sie, dass fast jeder Muskel mehrere Funktionen hat. Die Dehnposition muss entgegengesetzt zu den Muskelfunktionen bei der Kontraktion (Kräftigung) gewählt werden.
- Bei zweigelenkigen Muskeln fixieren Sie ein Gelenk in Endstellung und dehnen Sie über das freie Gelenk.
- Dehnen Sie verletzte Muskeln nicht!
- Dehnen Sie beide Körperseiten!
- Dehnen Sie regelmäßig (einmal ist keinmal)

Dehnübungen für die Hauptmuskelgruppen

Hals- und Nackenmuskulatur

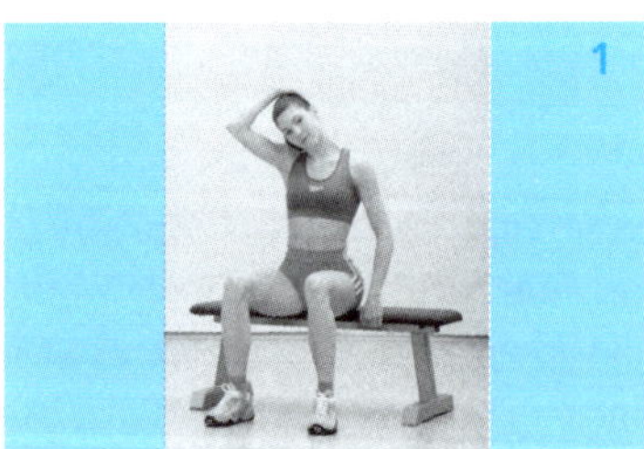

Kopfseitneigen

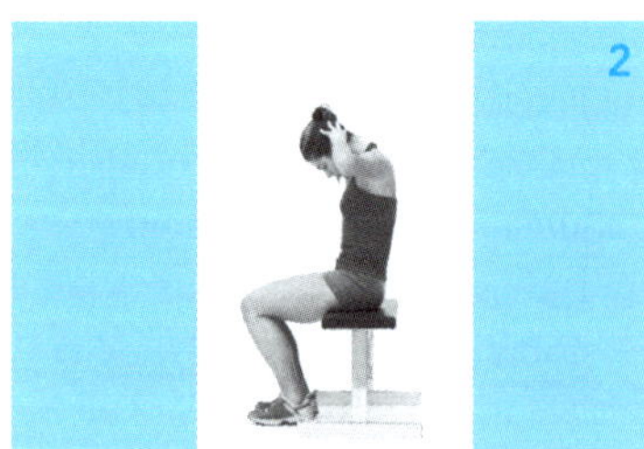

Kopfvorneigen

ÜBUNGSAUSFÜHRUNG 1

- Neigen Sie im Sitz oder Stand den Kopf zur Seite.
- Legen Sie eine Hand über den Kopf; so können Sie den Zug etwas verstärken.

- Drücken Sie die Schulter der zu dehnenden Seite zusätzlich aktiv nach unten, bis Sie die Dehnung in der seitlichen Halsmuskulatur spüren. Die Dehnung können Sie ggf. durch den Griff an der Bank u. ä. unterstützen.
- In einer Variation drehen Sie die Kinnspitze der zu dehnenden Seite etwas nach oben und schauen zum Gegenarm.

ÜBUNGSAUSFÜHRUNG 2

- Neigen Sie im Sitz oder Stand den Kopf nach vorne, bis Sie eine Dehnung in der hinteren Hals- und Nackenmuskulatur spüren.
- Sie können die Dehnung verstärken, indem Sie mit den Händen leichten Druck auf den Hinterkopf ausüben.

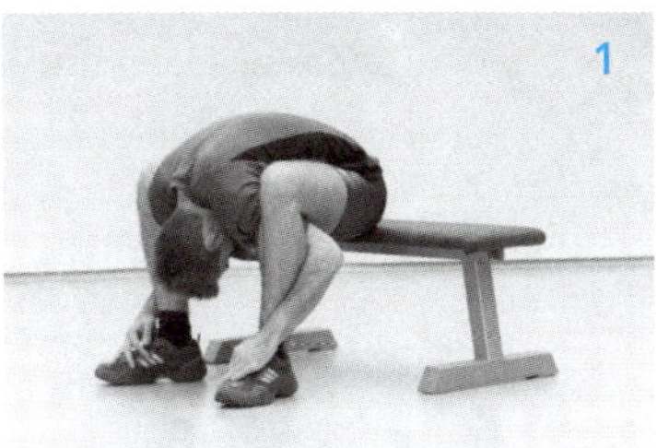

Untere Rückenmuskulatur (M. erector spinae, pars lumbalis)

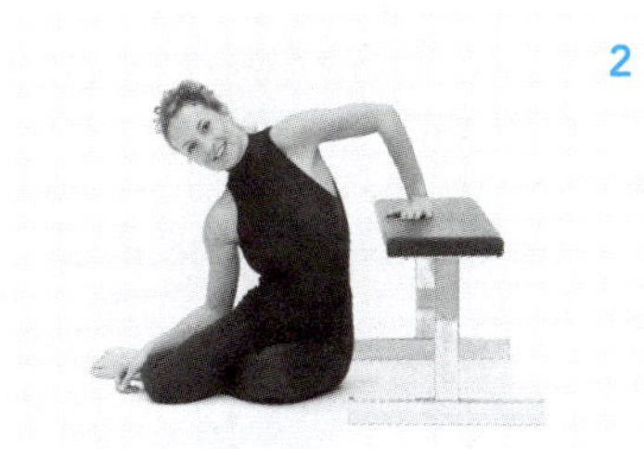

Seitliche Rumpfmuskulatur (vor allem M. quadratus lumborum)

ÜBUNGSAUSFÜHRUNG 1

- Beugen Sie den Oberkörper im Sitz auf einem Stuhl oder auf dem Boden nach vorne; machen Sie den Rücken ganz rund, bis Sie eine Dehnung vor allem im unteren Rücken spüren.
- Durch einen leichten Zug der Hände an den Knöcheln können Sie die Dehnung verstärken.

ÜBUNGSAUSFÜHRUNG 2

- Setzen Sie sich neben den Fersen ab und stützen Sie sich mit dem Arm der zu dehnenden Seite auf einem Stuhl o. Ä. nach oben ab, bis Sie eine Dehnung im seitlichen Rumpfbereich spüren. Wenn Sie keine Möglichkeit zum Abstützen haben, führen Sie den Arm der zu dehnenden Seite gestreckt über den Kopf zur Gegenseite.

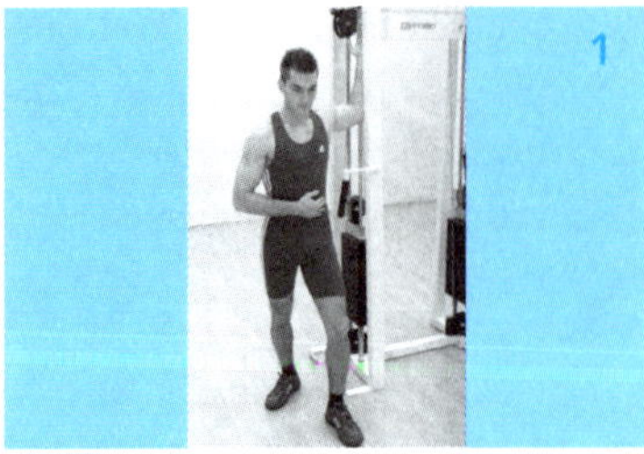

Brustmuskulatur
(M. pectoralis major)

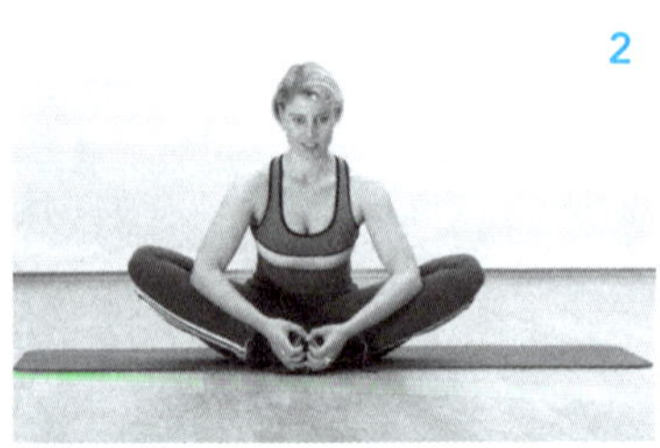

Oberschenkelinnenseite
(Mm. adductores)

ÜBUNGSAUSFÜHRUNG 1

- Legen Sie den Unterarm und die Kleinfingerkante der Hand an eine Kante oder Wand o. Ä., der Oberarm ist etwas höher als waagrecht.
- Drehen Sie den Rumpf vom Arm weg, bis Sie eine Dehnung in der Brustmuskulatur spüren.
- Variieren Sie die Griffhöhe (Arm-Rumpf-Winkel kleiner bzw. gleich 90°) – hierdurch dehnen Sie unterschiedliche Anteile der Brustmuskulatur.

ÜBUNGSAUSFÜHRUNG 2

- Ziehen Sie im aufrechten Sitz die Fersen nah an den Körper, die Fußsohlen liegen gegeneinander.
- Lassen Sie die Knie entspannt nach außen fallen, spüren Sie die Dehnung an den Innenseiten der Oberschenkel.
- Sie können die Dehnung verstärken, indem Sie die Knie mit den Unterarmen weiter nach außen drücken.

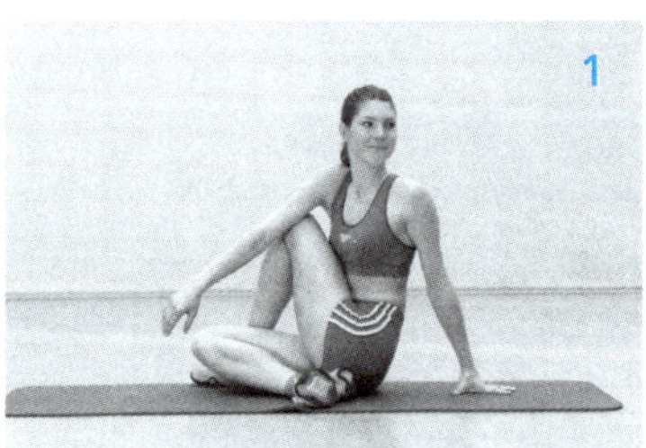

Gesäßmuskulatur (vor allem M. glutaeus maximus)

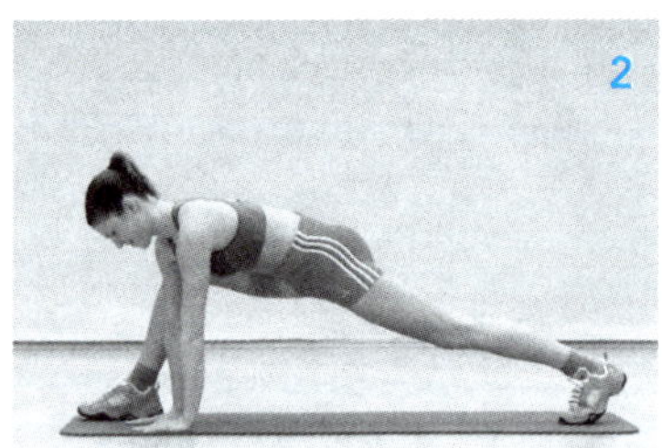

Hüftbeugemuskulatur
(M. iliopsoas)

ÜBUNGSAUSFÜHRUNG 1

- Setzen Sie im Sitz ein Bein über das andere und drehen Sie den Oberkörper zur Seite des aufgestellten Beins. Ziehen Sie mit dem Arm das Knie an den Körper heran, bis Sie eine Dehnspannung im Gesäß spüren.

ÜBUNGSAUSFÜHRUNG 2

- Legen Sie im Riesenausfallschritt den Oberkörper auf dem Oberschenkel oder daneben ab, die Hände stützen am Boden.
- Drücken Sie die Hüfte des hinteren Beines in Richtung Boden und strecken Sie das hintere Knie, bis Sie eine Dehnung im Hüftbereich spüren.

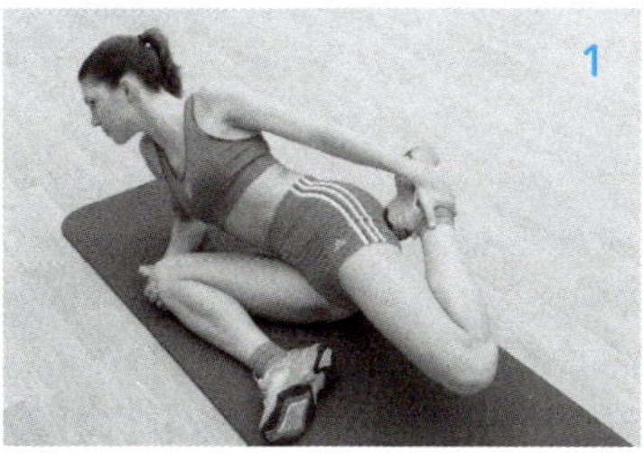

Oberschenkelvorderseite, gerader Schenkelmuskel (M. rectus femoris)

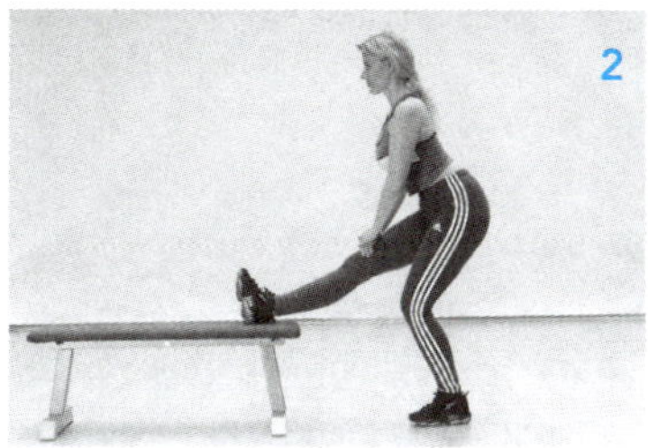

Oberschenkelrückseite (M. ischiocrurales)

ÜBUNGSAUSFÜHRUNG 1

- Ziehen Sie in Seitenlage das untere Bein möglichst maximal unter den Körper.
- Greifen Sie das Fußgelenk des oberen Beines und fixieren Sie die Ferse am Gesäß.
- Schieben Sie die Hüfte des oben liegenden Beines nach vorne; bis Sie eine Dehnung in der Hüfte und in der Oberschenkelvorderseite spüren.

ÜBUNGSAUSFÜHRUNG 2

- Stellen Sie den Fuß mit der Ferse auf eine Erhöhung und drehen Sie die Fußspitze nach innen, das Kniegelenk ist gestreckt.
- Kippen Sie das Becken (Tendenz Hohlkreuz) und beugen Sie im Hüftgelenk, bis Sie eine Dehnung in der Oberschenkelrückseite spüren. Halten Sie den Rücken gerade.

Wadenmuskulatur

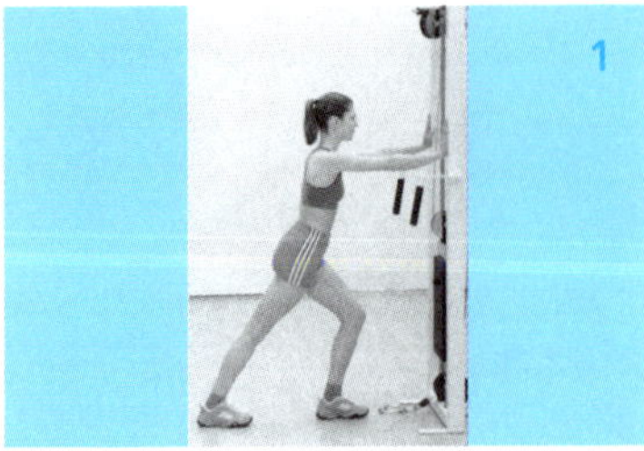

Zwillingswadenmuskel
(M. gastrocnemius)

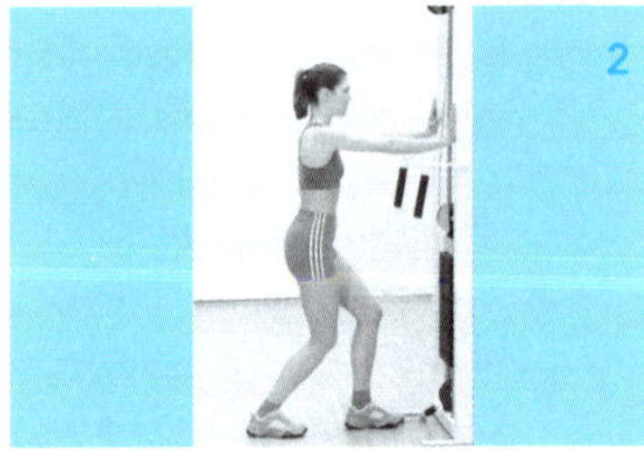

Schollenmuskel (M. soleus)

ÜBUNGSAUSFÜHRUNG 1

- Stützen Sie sich an einer Wand in weiter Schrittstellung ab.
- Das hintere Bein ist gestreckt, die Ferse bleibt am Boden und die Fußspitze zeigt gerade nach vorne. Schieben Sie die Hüfte nach vorne in Richtung Wand.
- Wenn Sie noch keine Dehnung in der Wadenmuskulatur spüren, setzen Sie den Fuß des hinteren Beines noch weiter von der Wand weg.

ÜBUNGSAUSFÜHRUNG 2

- Stützen Sie sich an einer Wand in mittlerer Schrittstellung ab.
- Das hintere Bein ist gebeugt, die Ferse bleibt am Boden.
- Beugen Sie das Kniegelenk des hinteren Beines stärker, d. h. schieben Sie das Knie in Richtung Fußspitze, sodass Sie eine Dehnung im Bereich von unterer Wadenmuskulatur und Achillessehne spüren.

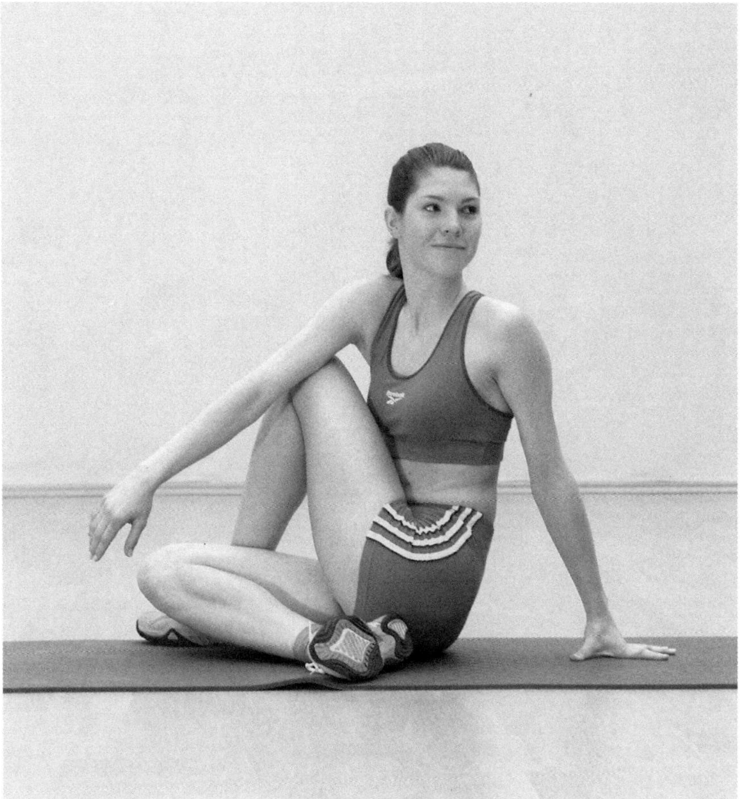

So wichtig ist Entspannung

Grundlagen der Entspannung

Neben biologischen Faktoren spielen auch psychologische Faktoren bei der Entstehung und Aufrechterhaltung von Rückenschmerzen eine Rolle. So können gehäuft auftretende Stressfaktoren im Alltag wie Termindruck, Ärger mit dem Vorgesetzten, Prüfungsangst, Konflikte mit den Kollegen oder dem Lebenspartner, Lärm oder kritische Lebensereignisse wie Trennung vom Partner oder der Familie, Todesfälle, Verlust der Arbeit u. Ä. eine Ursache von Rückenbeschwerden darstellen. Gleiches gilt für Ängste, Unsicherheit, Nervosität, Besorgtheit, innere Unruhe oder Depressivität, die häufig u. a. mit einer traurigen, gedrückten Stimmung, einem geringen Selbstwertgefühl und einem Antriebs- und Aktivitätsverlust einhergehen. Es ist sehr wahrscheinlich, dass die genannten Gefühlszustände das Auftreten und die Aufrechterhaltung oder Chronifizierung von Rückenbeschwerden begünstigen. Aus einem psychischen Anspannungszustand resultiert häufig eine muskuläre Verspannung, die wiederum Schmerzen hervorrufen kann. Dieser Schmerz stellt eine zusätzliche Belastung dar und kann seinerseits wieder die muskulären Verspannungen verstärken, was erneut Schmerzzustände fördert. Entspannungstraining kann dazu beitragen, den Teufelskreis (Verspannungs-Schmerz-Kreislauf) zu unterbrechen. Durch Entspannungsverfahren erhalten Personen mit Rückenbeschwerden die Möglichkeit, einen positiven Einfluss auf die Schmerzproblematik auszuüben.

Aber auch bei Personen ohne Rückenbeschwerden ist ein Entspannungstraining sehr empfehlenswert. Nervosität, Gereiztheit, innere Unruhe, körperliche Unausgeglichenheit, Verspannungen, Unzufriedenheit, Überbelastung und stressbedingte Krankheitserscheinungen sind häufig beobachtete Phänomene in unserer Zeit. Wer wünscht sich da nicht einen Weg zur Entspannung und inneren Gelassenheit, von Zeit zu Zeit eine Reise zum eigenen Ich, einen «Termin nur mit sich selbst»? Entspannungstraining bietet die Möglichkeit, die alltäglichen Stressbelastungen abzubauen und, regelmäßig durchgeführt, ihnen vorbeugend entgegenzuwirken. Entspannung wirkt also regenerativ und stressabschirmend sowie kompensatorisch im Ausgleich von körperlichen und geistigen Belastungen, von Erregungen und negativen Emotionen. Zentrale Ziele der Entspannungsverfahren sind das Lösen von Spannungszuständen und die Herstellung eines angenehmen körperlichen und geistigen Gefühls der Ruhe und Entspannung.

Positive Effekte eines Entspannungstrainings

- Rasche Entspannung
- Abschalten vom Alltag
- Stressreduktion
- Verbesserung des physischen und psychischen Wohlbefindens
- Gelöstheit und Ausgeglichenheit
- Verringerung von Nervosität/Unruhe/Verspannungen/körperlicher Unausgeglichenheit
- Beschleunigte Regeneration nach physischer und/oder psychischer Belastung
- Verbesserung der Konzentrations- und Leistungsfähigkeit
- Förderung von Ruhe und Gelassenheit
- Distanz gewinnen
- Erhöhte Zufriedenheit
- Frische, Vitalität, Lebensfreude
- Abbau von Ängsten und Aufregung
- Alltagshilfe z. B. bei Prüfungsangst, Unwohlsein etc.
- Lockerung verspannter Muskeln
- Positive Beeinflussung psychosomatischer Beschwerden
- Linderung von Schmerzen (z. B. Kopf-, Nacken-, Rückenschmerzen)
- Entwicklung und Verbesserung des Körpergefühls
- Verbesserung der Lebensqualität

Körperliche Effekte während der Entspannung

- Abnahme der Herzfrequenz
- Abnahme der Atemfrequenz
- Vergrößerte Atemtiefe
- Verringerung der Muskelspannung (Tonus)
- Schwere- oder Wärmeempfindungen in Armen und / oder Beinen
- stärkerer Speichelfluss
- ggf. Schmerzreduktion

Im Folgenden sind einige grundsätzliche Empfehlungen für ein Entspannungstraining aufgeführt, die Sie unabhängig von der jeweiligen Entspannungstechnik beachten sollten.

Empfehlungen für das Entspannungstraining

- Suchen Sie sich einen ruhigen Ort («Insel der Stille») mit einer angenehmen Temperatur.
- Nehmen Sie eine bequeme Körperlage einnehmen (in der Regel Rückenlage, Knie und Nacken ggf. unterpolstern, Fußspitzen fallen locker nach außen, Daumen zeigen nach oben, gegebenenfalls Stufenlagerung).
- Ziehen Sie ggf. wärmende Kleidung an oder kuscheln Sie sich unter eine Decke.
- Lösen Sie einengende Kleidungsstücke (Gürtel, Brille etc.) oder legen Sie sie ab.
- Halten Sie in der Regel Ihre Augen geschlossen, dunkeln Sie den Raum möglicherweise zusätzlich etwas ab.
- Machen Sie sich möglichst keinen Zeitdruck.
- Atmen Sie tief in den Bauch (die Bauchdecke hebt und senkt sich).
- Schenken Sie Störfaktoren von außen keine Beachtung (lassen Sie sie «in ein Ohr hinein und aus dem anderen wieder heraus»).
- Nehmen Sie Kribbeln, Wärme, Schwere in der Muskulatur und stärkeren Speichelfluss als Zeichen für aufkommende Entspannung wahr.
- Nehmen Sie sich am Ende jeder Entspannung zurück (Kreislaufakti-

vierung): Ballen Sie wiederholt die Hände zu Fäusten; beugen und strecken Sie die Arme, räkeln und strecken Sie sich, ähnlich wie beim morgendlichen Aufwachen, und atmen Sie tief durch; öffnen Sie dann langsam die Augen.

- Entspannen Sie sich regelmäßig, möglichst täglich für einige Minuten; es ist sinnvoll, für das Training einen festen Platz im Tagesablauf einzuplanen (Tagesroutine), am besten immer zur gleichen Tageszeit.

Vier Wege zur Entspannung

Entspannung mit ihren positiven Auswirkungen auf Geist und Körper kann mittels verschiedener Techniken bewusst herbeigeführt werden. Man kann zwischen allgemeinen Maßnahmen (z. B. Musik hören, in die Badewanne legen) und systematisch lehrbaren Verfahren (z. B. autogenes Training, Yoga, Psychohygieneatmung) unterscheiden.

Aus der Vielzahl von Entspannungstechniken sollen hier vier verschiedene Verfahren näher beschrieben werden, die leicht erlernbar sind und zu vielfältigen positiven Entspannungseffekten führen.

Die Psychohygieneatmung

Das von LINDEMANN (1992) entwickelte Psychohygienetraining ist eine Form der Entspannung, bei der die Aufmerksamkeit auf die Atmung gerichtet wird.

Merkmale der Psychohygieneatmung

- **Atemweg**: Ein- und Ausatmung durch die Nase
- **Atembewegung**: Bauchatmung
- **Atemfrequenz**: Im fortgeschrittenen Stadium werden nur noch ca. 2 bis 4 Atemzüge pro Minute durchgeführt.
- **Atemrhythmus**:
- Ausatmung deutlich länger als die Einatmung
- Der Übergang Einatmung- Ausatmung ist fließend.
- Beim Übergang Ausatmung- Einatmung soll eine deutliche Pause spürbar sein.
- **Körperlage**: In jeder Körperlage möglich (bequeme Lage).

ÜBUNGSAUSFÜHRUNG

Beginnen Sie die Psychohygieneatmung mit einer vertieften Ausatmung. Danach warten Sie (Atempause), bis die Einatmung von allein einsetzt. Versuchen Sie während der Psychohygieneatmung ganz sanft die Ausatmung etwas zu verzögern, zu bremsen, zu verlängern. Greifen Sie nie in die Einatmung ein, lassen Sie sie einfach geschehen. Erzwingen Sie nichts bei der Verlängerung der Ausatmung, sondern versuchen Sie, sie ganz sanft einschleichend hinausschieben, sodass zunächst z. B. nur ein Atemzug pro Minute weniger durchgeführt wird als in der normalen Ruhephase. Beim

Erlernen der Methode können Sie zur Erleichterung für die verlängerte Ausatmung folgende Möglichkeiten nutzen:

- Spannen Sie die Bauchdecke bei der Ausatmung ganz leicht an.
- Zählen Sie in Gedanken bei der Ein- und Ausatmung mit (bei der Ausatmung deutlich länger zählen).
- Stellen Sie sich vor, Sie sitzen vor einer brennenden Kerze, die Sie trotz Ausatmung nicht ausblasen dürfen.
- Stellen Sie sich vor, Sie liegen auf einer Luftmatratze im warmen Meer. Die Welle kommt und spült Ihren Körper sanft hoch (Einatmung), dann fließt die Welle ganz, ganz langsam unter Ihnen wieder ab und trägt den Körper wieder sanft nach unten ins Wellental (Ausatmung).

Eine Übungsdauer von ca. 5 bis 10 Minuten täglich ist ausreichend. Günstig ist es, auch tagsüber zwischendurch immer wieder 5 bis 7 Atemzüge entsprechend der Psychohygieneatmung durchzuführen.

Neben der Psychohygieneatmung gibt es im Rahmen des Psychohygienetrainings noch weitere aufbauende Übungen, z. B. zur Entwicklung von Schwere- und Wärmegefühlen (LINDEMANN 1992). Ein großer Vorteil der Methode liegt darin, dass sie leicht erlernbar und in jeder Körperlage anwendbar ist.

Die Gesichtsentspannung

Sie können eine Entspannung sehr günstig über das Gesicht einleiten. Viele Emotionen und innere Regungen spiegeln sich in den Gesichtszügen wider. Bei einer Entspannung über eine bewusste Hinwendung auf die Gesichtsmuskulatur lässt sich die Entspannung auf das Innere, die Psyche, übertragen.

Die Gesichtsentspannung kann als Einleitung bei einer anderen Methode dienen oder als eigenständige Entspannungsmöglichkeit verstanden werden.

ÜBUNGSAUSFÜHRUNG

Lenken Sie die Aufmerksamkeit auf das Gesicht und versuchen Sie, die einzelnen Gesichtspartien zu spüren. Folgenden Text können Sie sich dabei verinnerlichen:

- Ich atme ruhig und gleichmäßig.
- Mein Gesicht ist ruhig und entspannt.
- Mein Gesicht ist glatt und gelöst.
- Die Kopfhaut ist glatt und entspannt.
- Die Stirn ist glatt und entspannt.
- Die Augenlider sind schwer.
- Die Wangen sind angenehm entspannt.
- Der Mund ist leicht geöffnet und entspannt.
- Der Unterkiefer ist locker und hängt entspannt herab.
- Alle Anspannung, die vielleicht noch im Gesicht ist, fließt ab, hin zum Boden.
- Mein Kopf ist klar und frei.
- Mein Körper ist angenehm entspannt.
- Ich atme ruhig und gleichmäßig.
- Ich bin vollkommen ruhig, entspannt und gelassen.

Beenden Sie die Entspannung durch «Zurücknehmen»: Ballen Sie wiederholt die Hände zu Fäusten, beugen und strecken Sie die Arme, räkeln und strecken Sie sich, ähnlich wie beim morgendlichen Aufwachen, und atmen Sie tief durch (s. S. 164).

Pranayama – das ausgeglichene Atmen

Diese einfache Atemübung beruhigt den Körper und harmonisiert das Nervensystem. Sie schafft einen Ausgleich zwischen linker und rechter Gehirnhälfte und koordiniert so die unterschiedlichen Funktionen von Körper und Geist (SCHROTT 1998). Pranayama hilft Ihnen, innerlich zur Ruhe zu kommen. Die Aufmerksamkeit liegt auf der Atmung.

ÜBUNGSAUSFÜHRUNG

1. Setzen Sie sich bequem auf einen Stuhl, sodass Sie mit geradem Rücken aufrecht sitzen können. Sie sollten sich bei der Durchführung des Pranayama möglichst nicht zurücklehnen, denn das beeinträchtigt die Atmung. Schließen Sie dann die Augen, und lassen Sie Ihren Geist zur Ruhe kommen.
2. Wenn Sie sich ein wenig entspannt haben, legen Sie den Daumen Ihrer rechten Hand an das rechte Nasenloch und Mittel- und Ringfinger an das linke Nasenloch.

3. Verschließen Sie mit dem Daumen zuerst die rechte Nasenöffnung, und atmen Sie durch die linke Nasenöffnung aus. Danach atmen Sie leicht durch die linke Nasenöffnung ein.
4. Jetzt verschließen Sie die linke Nasenöffnung mit Mittel- und Ringfinger der gleichen Hand und atmen Sie rechts aus. Anschließend atmen Sie durch die rechte Nasenöffnung wieder ein.
5. Atmen Sie auf diese Weise 1 bis 5 Minuten im Wechsel. Atmen Sie natürlich und lassen Sie den Atem von alleine kommen und gehen. Wenn es Mühe macht, den Arm zu halten, kann er mit der anderen Hand unterstützt werden. Beenden Sie die Atemübung, indem Sie links noch einmal einatmen und dann durch beide Nasenlöcher ausatmen. Danach bleiben Sie noch ein bis zwei Minuten lang bequem mit geschlossenen Augen sitzen, bevor Sie wieder etwas anderes tun.

Bei dieser Atemübung sollte jede Anstrengung vermieden werden. Wenn zwischenzeitlich das Bedürfnis besteht, durch den Mund zu atmen, so ist das in Ordnung. Bei aufkommendem Schwindelgefühl oder keuchendem Atem sollte die Atemübung kurz beendet werden, bis man sich wieder gut fühlt. Der Atem sollte niemals angehalten oder kontrolliert werden, etwa durch Zählen der Atemzüge. Wichtig ist ein natürliches und ungezwungenes Verhalten (SCHROTT 1998).

Allgemeine Atementspannung

Viele Entspannungsmethoden stellen die Atmung in den Mittelpunkt. Schon die Konzentration auf eine ruhige, gleichmäßige Bauchatmung bei entspanntem Liegen für 3 bis 5 Minuten kann viele positive Entspannungseffekte nach sich ziehen. Die positive Wirkung auf Geist und Körper können Sie häufig schon durch die bloße Hinwendung auf das eigene Atmen, das bewusste Erleben und Wahrnehmen des Atmens erreichen.

ÜBUNGSAUSFÜHRUNG

Verstärken Sie die Entspannungseffekte durch die Beachtung folgender Hinweise:

- Richten Sie die Aufmerksamkeit zunächst auf eine ruhige, gleichmäßige Bauchatmung. Dabei können Sie die Hände auf den Bauch legen. Vermeiden Sie allerdings krampfhafte Veränderungen z. B. der Atemtiefe.
- Lassen Sie den Atem gleichmäßig durch den Körper fließen.
- Lassen Sie mit jeder Ausatmung noch mehr Stress zum Boden abfließen.
- Entspannen Sie mit jeder Ausatmung noch tiefer, lassen Sie noch mehr los.
- Halten Sie keinen Gedanken fest, bewerten Sie keinen Gedanken. Die Gedanken ziehen vorbei, wie Wolken am Himmel.
- Spüren Sie Ihr Gesicht: Es ist ganz entspannt und gelöst, die Stirn ist glatt, die Wangen sind glatt, die Kopfhaut ist entspannt.
- Versuchen Sie für 1 bis 2 Minuten die Ausatemluft in angespannte Körperteile fließen zu lassen.
- Spüren Sie, wie die Ruhe mit jeder Ausatmung zunimmt.
- Sinken Sie mit jeder Ausatmung immer tiefer.
- Geben Sie sich dem Gefühl der Ruhe hin.
- Beenden Sie die Entspannung durch «Zurücknehmen»: Ballen Sie wiederholt die Hände zu Fäusten, beugen und strecken Sie die Arme, räkeln und strecken Sie sich, ähnlich wie beim morgendlichen Aufwachen, und atmen Sie tief durch (s. S. 164).

Die 15-Minuten-Top-Programme für den Rücken

Darauf müssen Sie achten

Unsere Messergebnisse zeigen, dass nur wenige Übungen notwendig sind, um die gesamte Rückenmuskulatur optimal zu trainieren. Die Top-Übungen für den unteren Rücken sind in den meisten Fällen Komplexübungen, die sich für mehrere Muskeln als hoch effektiv erwiesen haben. Im Hinblick auf eine harmonische Ausbildung des gesamten Körpers und das optimale Verhältnis von Agonisten (Rückenmuskulatur) und Antagonisten (Bauchmuskulatur) werden die vier Rückenprogramme jeweils durch eine Übung für die Bauchmuskulatur ergänzt. Sie können jedes Kraftprogramm durch 1 bis 2 Dehnübungen ergänzen (s. S. 153).
Die Top-Trainingsprogramme für den Rücken werden in folgenden Varianten angeboten:

- «sanft» für Einsteiger, unterteilt in ein Programm ohne Geräte und ein Programm mit Geräten;
- «intensiv» für Fortgeschrittene, unterteilt in ein Programm ohne Geräte und ein Programm mit Geräten.

Die Programme umfassen jeweils nur 5 Übungen, die nach einem kurzen Aufwärmen mit ca. 10 Wiederholungen jeder Übung mit leichtem Anstrengungsgrad problemlos in nur 15 Minuten absolviert werden können. Hier einige Trainingstipps:

- Wählen Sie die Gewichte bzw. den Anstrengungsgrad so, dass Sie ca. 15 bis 20 Wiederholungen schaffen bzw. 30 bis 45 Sekunden durchhalten. Erhöhen Sie die Widerstände kontinuierlich in dem Maße, wie Ihre Leistungsfähigkeit zunimmt.
- Mehrere Übungen beanspruchen die gleichen Muskeln. Führen Sie des-

halb anfangs nur jeweils einen Satz von jeder Übung aus, um Ihre Muskulatur nicht zu überlasten.

- Das Einsatztraining hat sich als hoch effektive Trainingsmethode erwiesen. Nach ca. 6 Monaten kontinuierlichem Training können Fortgeschrittene von jeder Übung 2 bis 3 Sätze absolvieren.
- Trainieren Sie 2x pro Woche, wobei Sie zwischen den Trainingstagen jeweils mindestens 2 Tage Pause einlegen sollten. Unsere Untersuchungen zur optimalen Trainingshäufigkeit haben ergeben, dass bereits ein einmaliges Training pro Woche deutliche Erfolge bringt. 2x pro Woche verdoppelt jedoch den Trainingsgewinn nahezu, und 3x pro Woche steigert den Zuwachs noch etwas mehr. Den optimalen Gewinn unter Berücksichtigung des Verhältnisses von Zeitaufwand zu Kraftgewinn erzielen Sie bei einem zweimaligen Training pro Woche.
- Die besten Übungen für den Rücken müssen unbedingt exakt erlernt werden, bevor Sie sie mit höherer Belastung ausführen. Vorsicht: Bei falscher Übungsausführung laufen Sie Gefahr, sich zu verletzen oder bestehende Rückenbeschwerden zu verschlechtern. Beginnen Sie deshalb mit leichten Gewichten, bis Sie die Übungen technisch korrekt ausführen.
- Sollten beim Training Beschwerden auftreten, reduzieren Sie die Intensität oder wählen Sie eine andere Übung.
- Alle vorgestellten Übungen werden in den vorangegangenen Abschnitten detailliert erläutert. Bitte informieren Sie sich auf den angegebenen Seiten über die korrekte Übungsausführung und die Effektivität der jeweiligen Übung.
- 2x 15 Minuten Training pro Woche – Rückenschmerzen ade!

Das sanfte 15-Minuten-Top-Programm ohne Geräte

1. Adler im Sitz (oberer Rücken – s. S. 96–98)

- Wechsel der Übungsvarianten jeweils nach 10 Sekunden

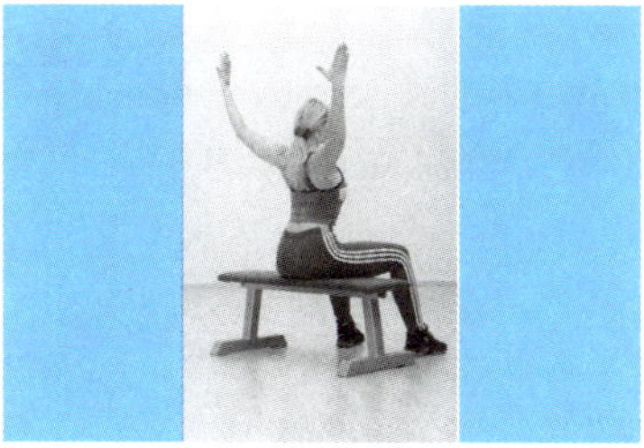

Oberarme außenrotiert und 135° abgespreizt

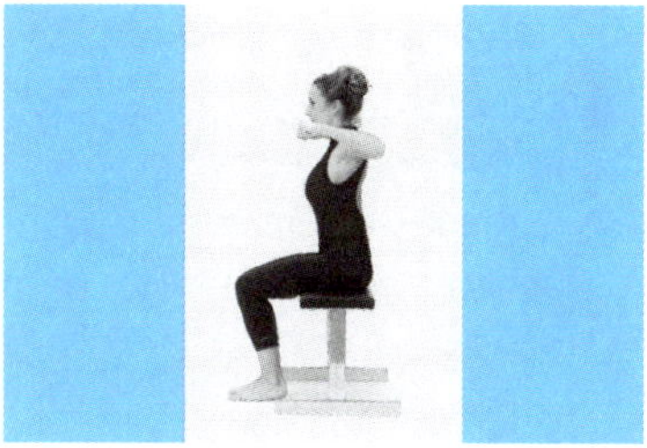

Oberarme innenrotiert und 90° abgespreizt

2. Lat-Drücken in Rückenlage (Breiter Rückenmuskel – s. S. 115)

- Wechsel der Übungsvarianten jeweils nach 10 Sekunden

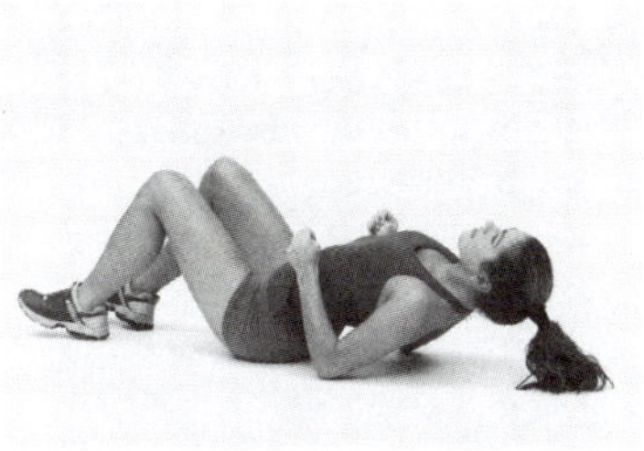

Knie gebeugt, Füße aufgesetzt

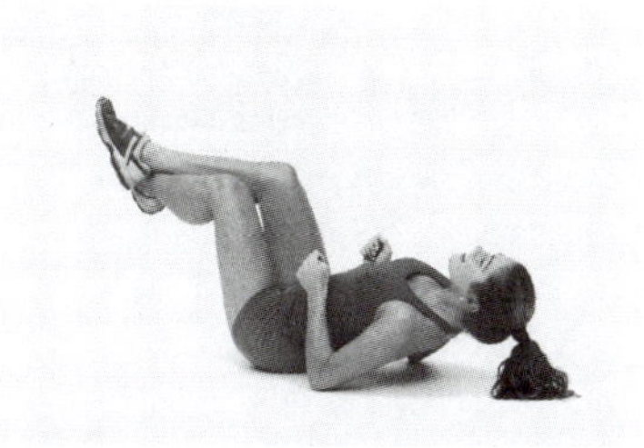

Knie gebeugt, Füße abgehoben

oder

3. Beinrückheben in Bauchlage am Boden, einbeinig, mit Endkontraktionen (Rückenstrecker unterer Anteil, Großer Gesäßmuskel – s. S. 61)

- Wechsel der Übungsvarianten jeweils nach 10 Sekunden

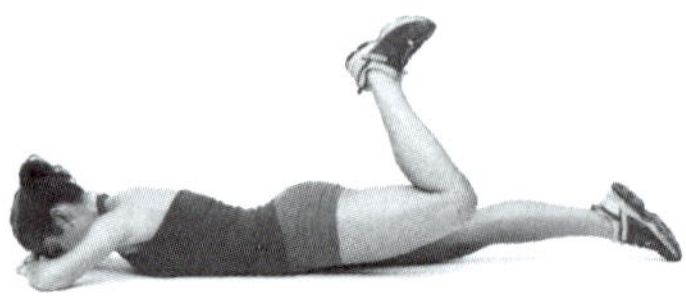

Bein 90° gebeugt

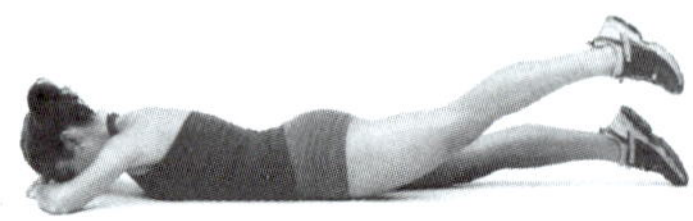

Bein gestreckt

4. Crunch oder Bodendrücker (Bauchmuskulatur – s. S. 128–129)

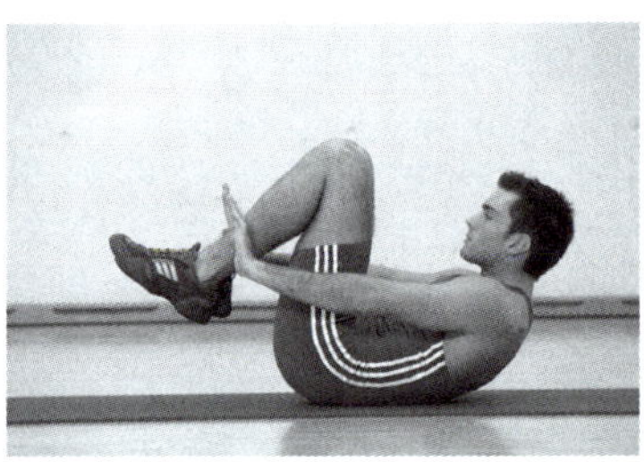

Arme nach vorne gestreckt

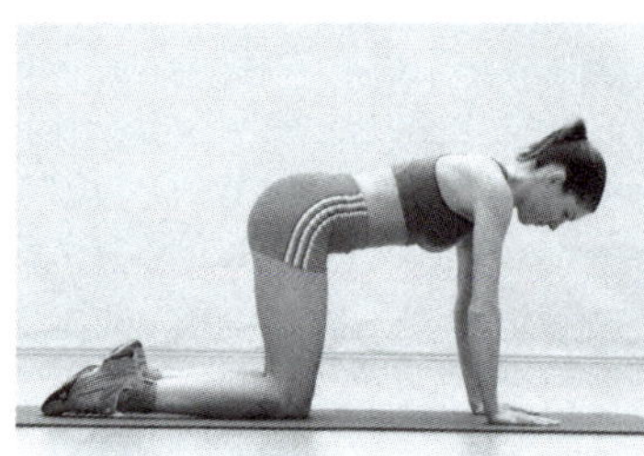

Bodendrücker

oder

5. Reverse Flys in Bauchlage, mit Endkontraktionen (oberer Rücken – s. S. 95–98)

- Wechsel der Übungsvarianten jeweils nach 10 Sekunden

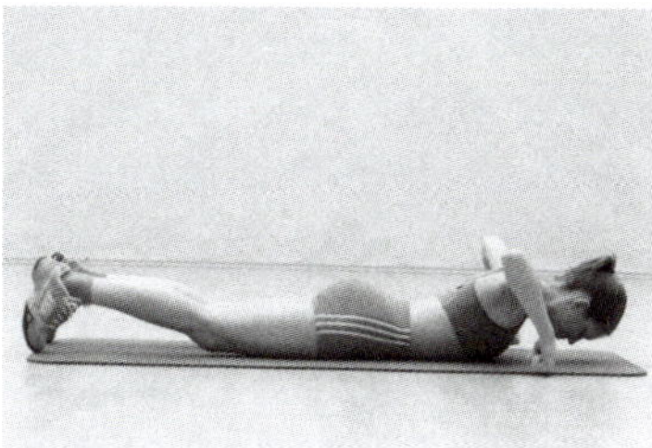

Oberarme innenrotiert, Arme 90° gebeugt

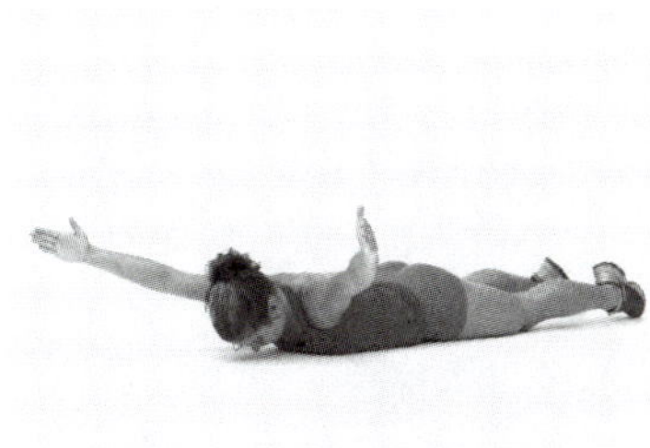

Oberarme außenrotiert und 135° abgespreizt, Arme gestreckt

Das sanfte 15-Minuten-Top-Programm mit Geräten

1. Reverse Flys in Bauchlage auf der Bank, Oberarme außenrotiert und 135° abgespreizt mit Endkontraktionen (oberer Rücken – s. S. 93)

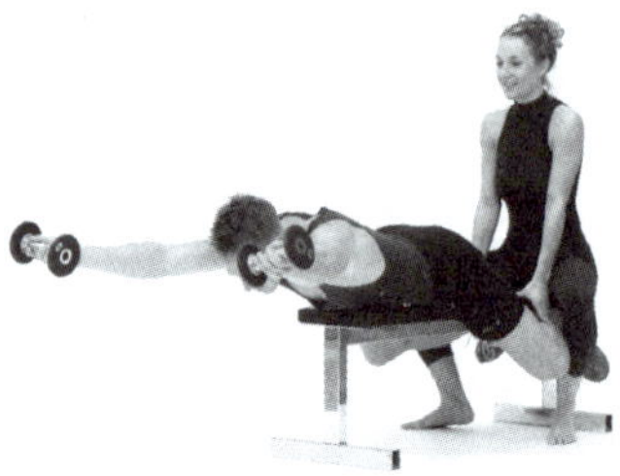

2. Crunch an der Bauchmuskelmaschine (Bauchmuskulatur)

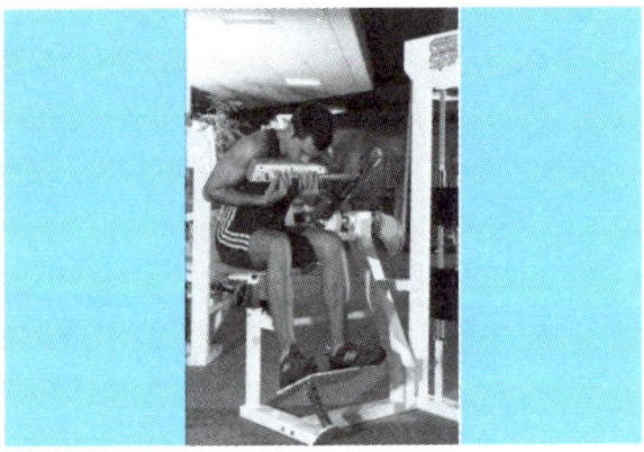

3. Rudern einarmig vorgebeugt mit Kurzhantel, Kammgriff (Breiter Rückenmuskel – s. S. 123)

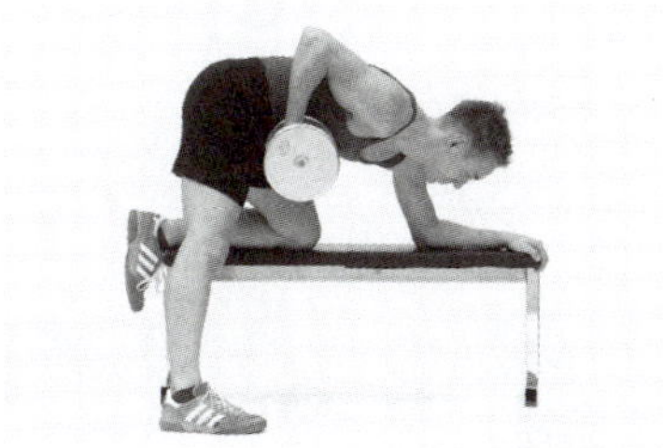

4. Rumpfheben waagerecht mit gebeugtem Hüftgelenk (Erektoren-Crunch), statisch (unterer Rücken – s. S. 71)

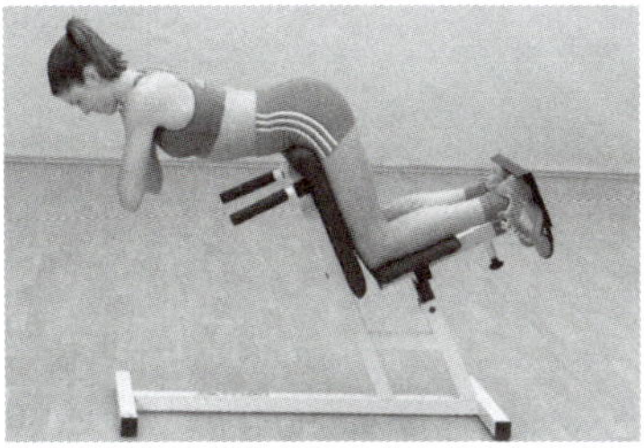

5. Kreuzheben mit Kurzhantel (unterer Rücken, Trapezmuskel oberer Anteil, Oberschenkelvorderseite, Großer Gesäßmuskel – s. S. 51)

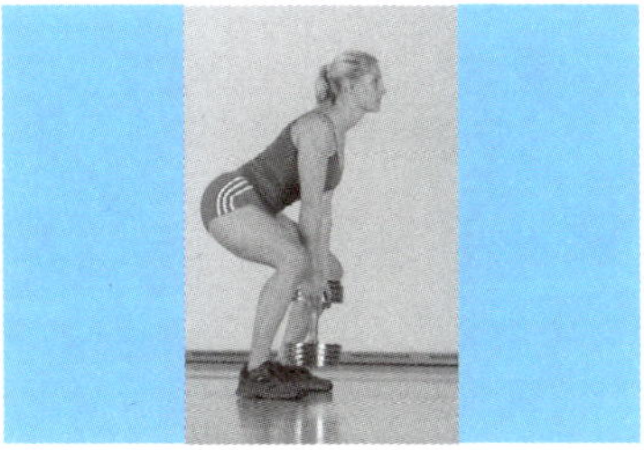

Das intensive 15-Minuten-Top-Programm ohne Geräte

1. Adler im Sitz mit intensiven Endkontraktionen (oberer Rücken – s. S. 96–98)

- Wechsel der Übungsvarianten jeweils nach 10 Sekunden

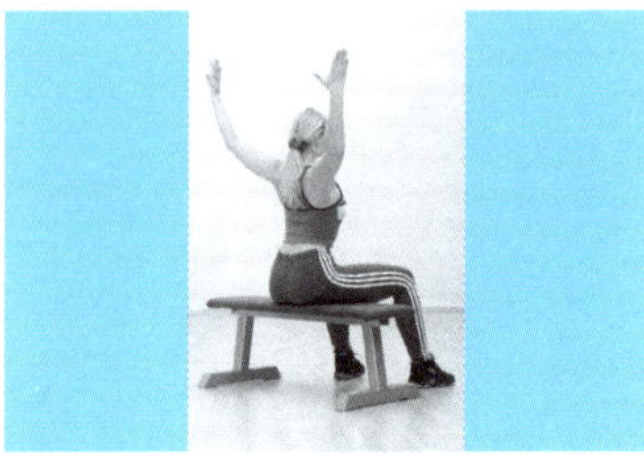

Oberarme außenrotiert und 135° abgespreizt

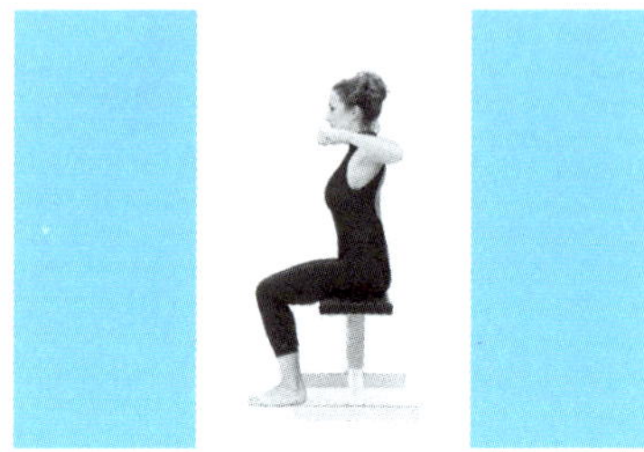

Oberarme innenrotiert und 90° abgespreizt

2. Beinrückheben in Bauchlage am Boden, Kniegelenke gebeugt, mit Endkontraktionen (Rückenstrecker unterer Anteil und Großer Gesäßmuskel – s. S. 60)

- Wechsel der Übungsvarianten jeweils nach 10 Sekunden.

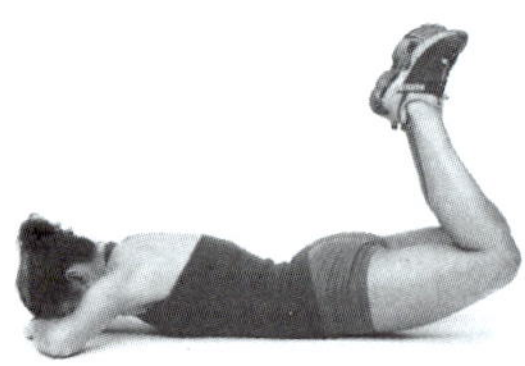

Beine leicht gespreizt

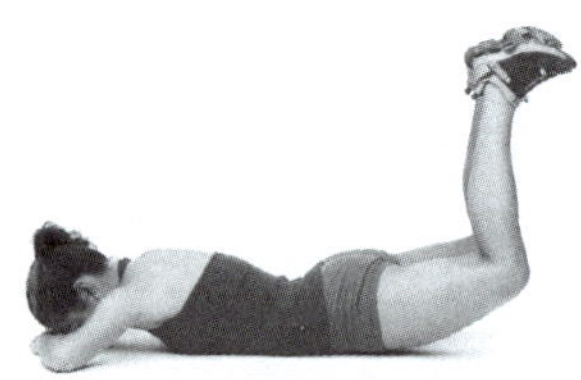

Beine geschlossen

3. Lat-Drücken in Rückenlage (Breiter Rückenmuskel – s. S. 115)

- Wechsel der Übungsvarianten jeweils nach 10 Sekunden

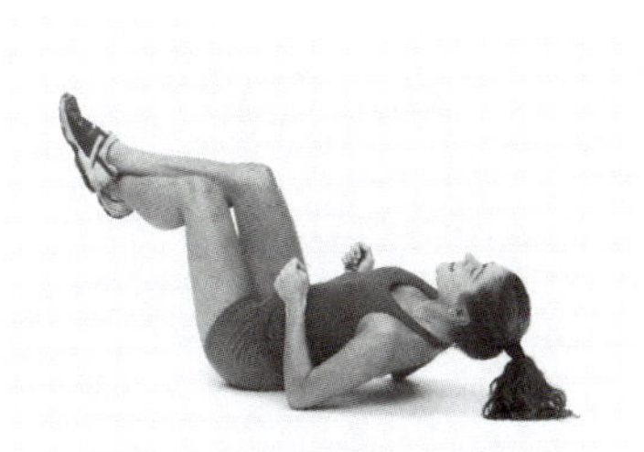

Gesäß bleibt am Boden, Beine anziehen, Becken kippen

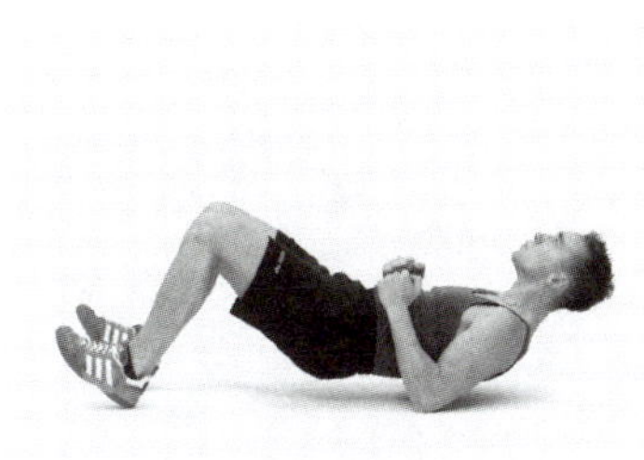

Hoch intensive Variante: Schultern und Gesäß abheben, Oberarm-Boden-Winkel 15°, statisch

4. «Käfer», hohe Crunchposition (gerade und schräge Bauchmuskulatur – s. S. 127)

- Beinwechsel jeweils nach 5 Sekunden

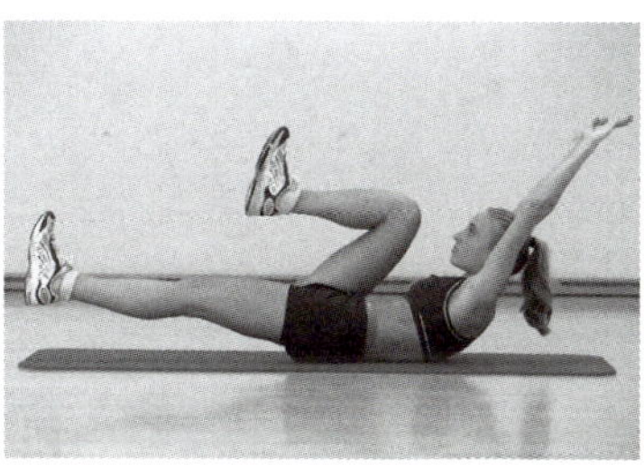

5. Reverse Flys in Bauchlage am Boden mit intensiven Endkontraktionen (oberer Rücken – s. S. 95–98)

- Wechsel der Übungsvariante jeweils nach 10 Sekunden

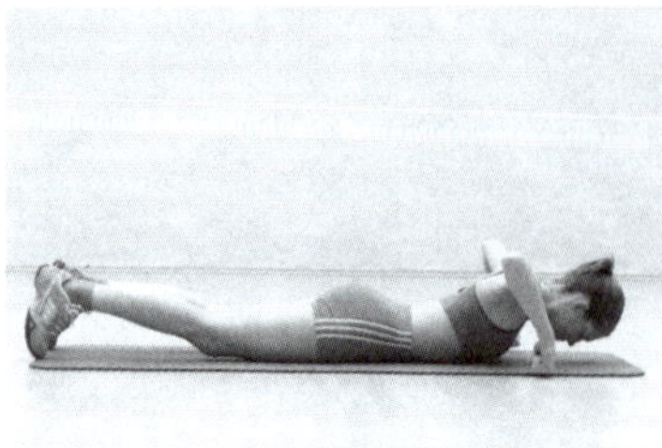

Arme gestreckt und 90° abgespreizt, mit Innenrotation und Endkontraktionen (s. S. 98)

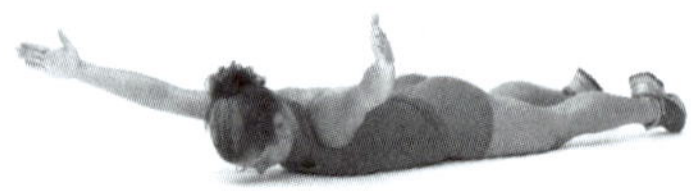

Oberarme außenrotiert und 135° abgespreizt

Das intensive 15-Minuten-Top-Programm mit Geräten

1. Reverse Flys in Bauchlage auf der Bank mit Kurzhanteln, Oberarme außenrotiert und 135° abgespreizt, kombiniert mit Rumpfheben mit Endkontraktionen (unterer und oberer Rücken, hintere Halsmuskulatur – s. S. 93)

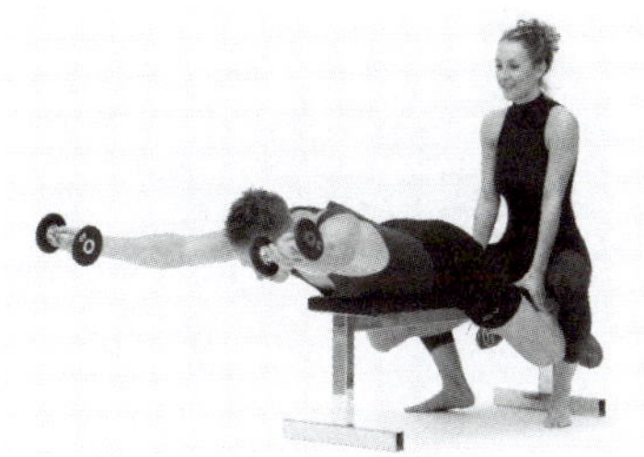

2. Beine heben im Hang oder Stütz (Bauchmuskulatur – s. S. 130)

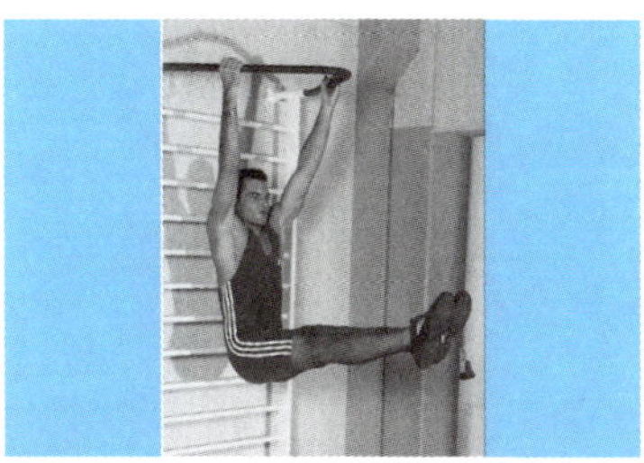

3. Rudern einarmig vorgebeugt mit Kammgriff und Endkontraktion, Breiter Rückenmuskel – s. S. 123)

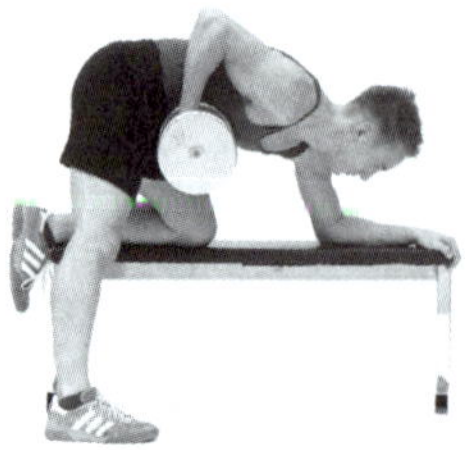

4. Beinrückheben an der Leg-Curl-Maschine in Bauchlage, mit Endkontraktionen (Rückenstrecker unterer Anteil, Großer Gesäßmuskel, Oberschenkelrückseite – s. S. 58)

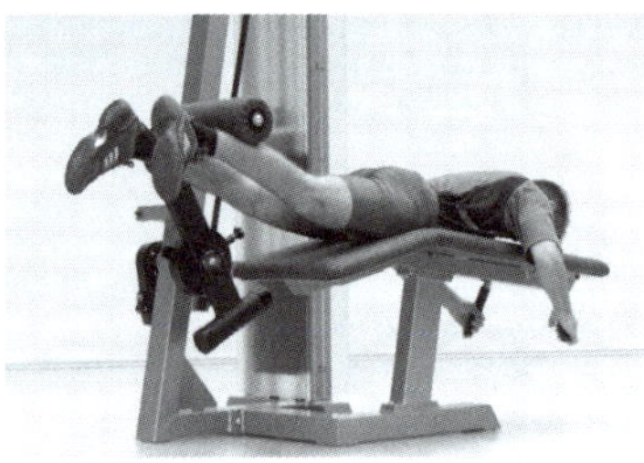

5. Reverse Flys im Sitz an der Maschine, Oberarme innenrotiert und 90° abgespreizt (oberer Rücken – s. S. 96)

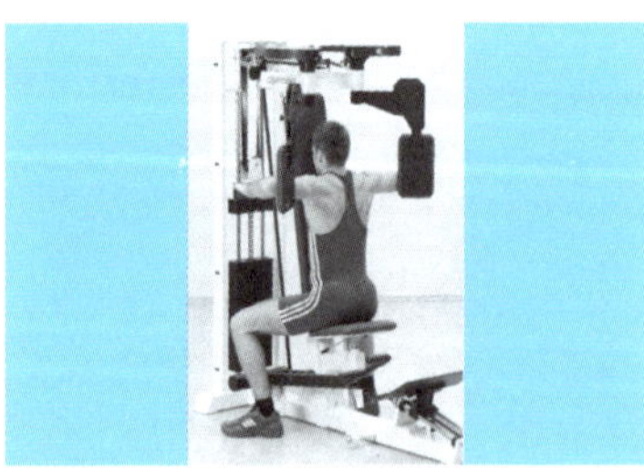

Anhang

Literatur

Boeckh-Behrens, W.-U./Buskies, W.:
Gesundheitsorientiertes Fitnesstraining. Lüneburg 2002.

Boeckh-Behrens, W.-U./Buskies, W.:
Fitness-Krafttraining. Die besten Übungen und Methoden für Sport und Gesundheit. Reinbek bei Hamburg ^{7}2003.

Boeckh-Behrens, W.-U./Buskies, W.:
Supertrainer Bauch. Reinbek bei Hamburg ^{2}2003.

Boeckh-Behrens, W.-U./Buskies, W.:
Supertrainer Beine und Po. Reinbek bei Hamburg 2003.

Buskies, W.:
Sanftes Krafttraining – unter besonderer Berücksichtigung des subjektiven Belastungsempfindens. Köln 1999.

Buskies, W./Demski, N.:
Rückenfitness. Wiebelsheim 2003

Buskies, W./Boeckh-Behrens, W.-U.:
Probleme bei der Steuerung der Trainingsintensität im Krafttraining auf der Basis von Maximalkrafttests. In: Leistungssport 29 (1999) 3, 4–8.

Carpinelli, R. N./Otto, R. M.:
Strength Training – Single Versus Multiple Sets. In: Sports Med. (1998) 2, 73–84.

Gehrke, T.:
Sportanatomie. Reinbek bei Hamburg 1999

Knebel, K.-P.:
Funktionsgymnastik. Reinbek bei Hamburg ^{2}1987

Lindemann, H.:
Einfach Entspannen. München 1992

Schrott, E.:
Ayurveda für jeden Tag. München 1998

Ziip, P.:
Elektromyographie in der Biomechanik des Sports. In: Leistungssport 9 (1979), 288–294.

Die Autoren

Wend-Uwe Boeckh-Behrens, Jahrgang 1943, Akademischer Direktor am Institut für Sportwissenschaft der Universität Bayreuth, studierte Sport und Französisch an den Universitäten Würzburg und Besançon (Frankreich). Seit 1972 ist er Dozent für Sportwissenschaft an den Universitäten Würzburg und Bayreuth. Sein Interesse gilt vor allem der Trainingslehre, dem Bereich Gesundheit und Fitness und der Sportart Badminton, in der er sich als erfolgreicher Leistungssportler, Ausbilder von Trainern und Verbandsfunktionär engagiert hat. Mit Weitblick baute er bereits 1983 eine Ausbildung in Gesundheit und Fitness an der Universität Bayreuth auf, die heute bis zum European Master Degree in Health and Fitness führt. Den Schwerpunkt seiner Forschungstätigkeit bildet seit zwei Jahrzehnten das Krafttraining, wo er sich zunächst der Strukturierung der Trainingsmethoden gewidmet hat. Seit 1993 arbeitet er an der Optimierung des Fitnesskrafttrainings mit Hilfe von elektromyographischen Messungen. Boeckh-Behrens ist ein anerkannter Ausbildungsexperte von Fitnesstrainern und erfolgreicher Autor zahlreicher Veröffentlichungen.

Wolfgang Buskies, Prof., Dr. Sportwiss., Dr. phil. habil., Jahrgang 1956, studierte Sportwissenschaft an der Deutschen Sporthochschule Köln und Biologie an der Universität Köln. Im Anschluss an sein Studium und eine einjährige krankengymnastische Ausbildung promovierte er 1987 an der Deutschen Sporthochschule Köln mit den Fächern Trainings- und Bewegungslehre sowie Sportmedizin zum Dr. Sportwiss., 1998 erfolgte die Habilitation zum Dr. phil. habil. in Sportwissenschaft an der Universität Bayreuth. Seit 1987 ist er Dozent am Institut für Sportwissenschaft der Universität Bayreuth mit den Ausbildungs- und Forschungsschwerpunkten Gesundheit und Fitness, Trainings- und Bewegungslehre sowie Sportmedizin. Zusätzlich ist er seit vielen Jahren Referent in der Fitnesstrainer- und Rückenschulleiterausbildung. Als ehemaliger Leistungssportler in der Leichtathletik und aufgrund seiner langjährigen Trainertätigkeit in diesem Bereich ist er auch Fachmann in Fragen des leistungssportlichen Trainings. Er ist Verfasser zahlreicher Publikationen zu sportwissenschaftlichen Fragestellungen, vor allem im Krafttraining.

Sehr herzlich bedanken wir uns bei den zahlreichen Probanden der Untersuchungen, den Models J. Autenried, J. Scherzer, A. Wenk, N. Demski, M. Höfler, M. Knopf und T. Lemke sowie den folgenden Studenten/innen, die durch ihre Mitarbeit dieses Buch erst möglich gemacht haben: F. Heinrich, T. Schön, S. Schwarz, D. Mohr, M. Krause, D. Känel, S. Halser, S. Hierl, G. Hermann, D. Löffler, M. Fuchs, A. Berger. Besonders wertvolle Hilfe leistete unser brasilianischer Kollege Kleber Brum de Sà.

Bücher zum Thema

H. D. Kempf / M. Gassen / C. Ziegler:
Schnellhelfer Rückenschmerz (61680)

Ole Petersen: So einfach ist Fitness.
Mein persönlicher Ausdauertrainer (61024)

I. Grifka: Die Schulterschule (61056)

Wend-Uwe Boeckh-Behrens / Wolfgang Buskies:
Supertrainer Bauch (61028)

Wend-Uwe Boeckh-Behrens / Wolfgang Buskies:
Fitnesskrafttraining (19481)

Wend-Uwe Boeckh-Behrens / Wolfgang Buskies:
Supertrainer Beine und Po (61040)

Wend-Uwe Boeckh-Behrens / Wolfgang Buskies:
Supertrainer Schultern, Arme, Brust (61070)

Wend-Uwe Boeckh-Behrens / Wolfgang Buskies:
maxxF. Das Super-Krafttraining (61077)

Wolfgang Buskies / Wend-Uwe Boeckh-Behrens:
Fitness-Gesundheits-Training (61084)

Thorsten Gehrke
Sportanatomie

8. Auflage, 288 Seiten, zahlreiche Abbildungen, gebunden

ISBN: 978-3-86820-013-3

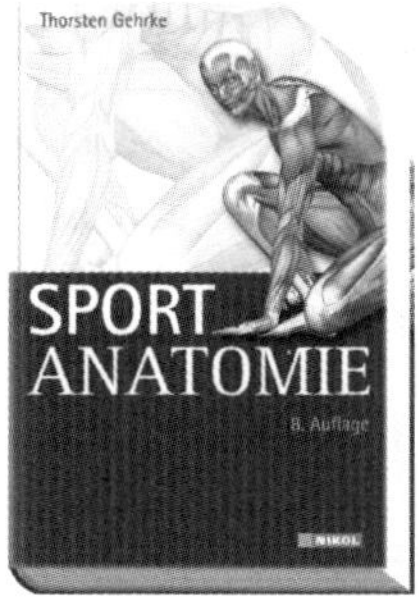

Der Körper des Sportlers

»Sportanatomie« zeigt auf populäre Weise, wie die einzelnen Bestandteile des sportlichen Körpers beschaffen sind und wie sie miteinander zusammenwirken, so daß jeder verstehen kann, wie Knochen, Muskeln, Sehnen und Bänder arbeiten und sich unter sportlicher Belastung verhalten.

Die übersichtlichen Illustrationen und Fotos zeigen einprägsam jeden Körperteil und versetzen jede Leserin und jeden Leser in die Lage, wirklichen Einblick in den eigenen Körper zu nehmen.

www.nikol-verlag.de

NIKOL VERLAG

Thorsten Tschirner
Das Muskel-Manual
224 Seiten,
zahlreiche Abbildungen,
gebunden

ISBN: 978-3-86820-099-7

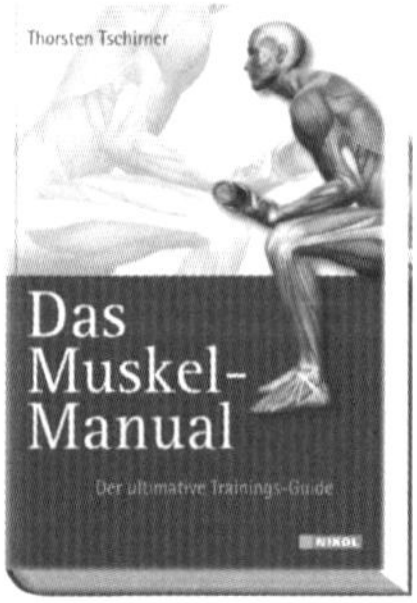

Der ultimative Trainings-Guide

Das Beste für Ihre Muskeln! Mit dem Muskel-Manual lernen Sie, Ihren Körper fundiert und effektiv in Bestform zu bringen. Detaillierte Schritt-für-Schritt-Anweisungen mit über 188 Fotos garantieren Ihnen ein zeitsparendes und zielgenaues Training, das mit minimalem Aufwand maximale Wirkung erzielt. Das Muskel-Manual zeigt Ihnen nur die besten Übungen für jede große Muskelgruppe – von der Schulterpartie über Arme und Bauch bis zu den Vorder- und Rückseiten der Beine. Zahlreiche Übungsalternativen und -variationen lassen Ihr Workout niemals langweilig werden. Im Grundlagenteil erfahren Sie in komprimierter Form das Wichtigste aus der Trainingstheorie:
z.B. wie Ihre Muskeln aufgebaut sind und wie Sie Ihre Kraft mit den wirkungsvollsten Trainingsmethoden stetig steigern können.

www.nikol-verlag.de

NIKOL
VERLAG

Sebastian Kneipp
Pfarrer Kneipps Hausapotheke
Kräuter, Tees, Tinkturen, Öle und Pulver aus dem Garten Gottes

144 Seiten, zahlreiche Abbildungen, gebunden

ISBN: 978-3-937872-85-8

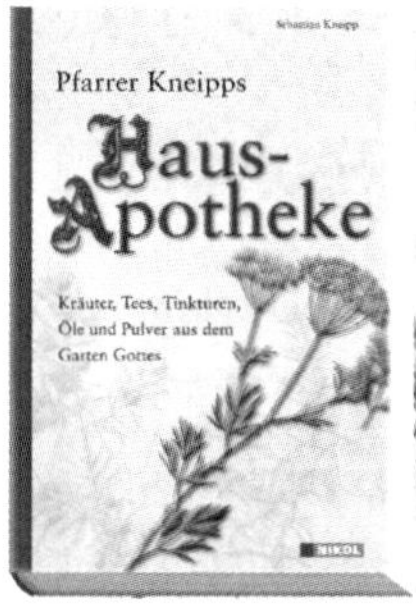

DER Ratgeber für gesunde und kranke Tage

Nach dem großen Erfolg seiner Wasserkur veröffentlichte Sebastian Kneipp 1886 ergänzend seine Hausapotheke. Detailliert und in gewohnt fundierter, aber verständlicher und kurzweiliger Form berichtet er über die Wirkung von Kräutern, Pulvern und gesunder Ernährung in der Behandlung alltäglicher Gebrechen. Die vorliegende Neuausgabe unterstützt seine Ausführungen durch 16 Farbtafeln und zahlreiche Illustrationen der beschriebenen Pflanzen und Kräuter. Beschrieben werden außerdem die Herstellung von Tees und Tinkturen sowie ihre vielfachen Verwendungsmöglichkeiten. Krankheitssymptome werden klar beschrieben und erleichtern die Selbstmedikation.

Der Originaltext wurde sorgfältig überarbeitet und sprachlich aktualisiert. Somit wird der Ratgeber zu einer echten Hilfe in der Behandlung kleinerer Beschwerden abseits von Aspirin und Antibiotika.

www.nikol-verlag.de

NIKOL VERLAG